Erika Rischko
Prof. Dr. Ingo Froböse

FÜR FITNESS IST ES NIE ZU SPÄT

Aktiv und beweglich bis ins hohe Alter

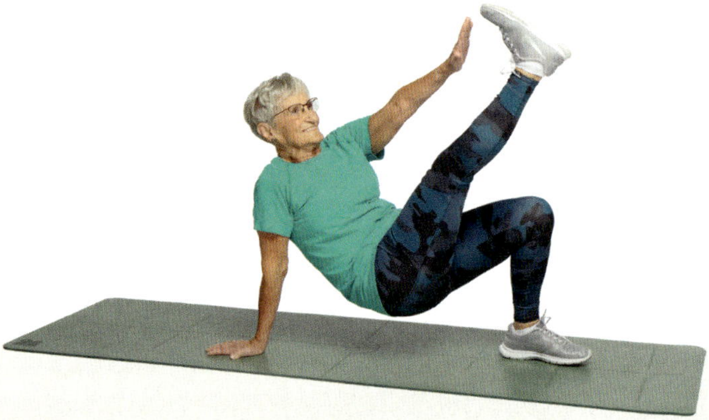

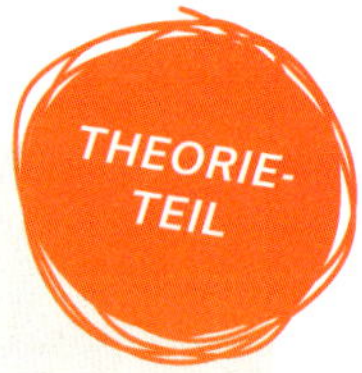

INHALT

CHECK-
LISTEN

PRAXIS-
TEIL

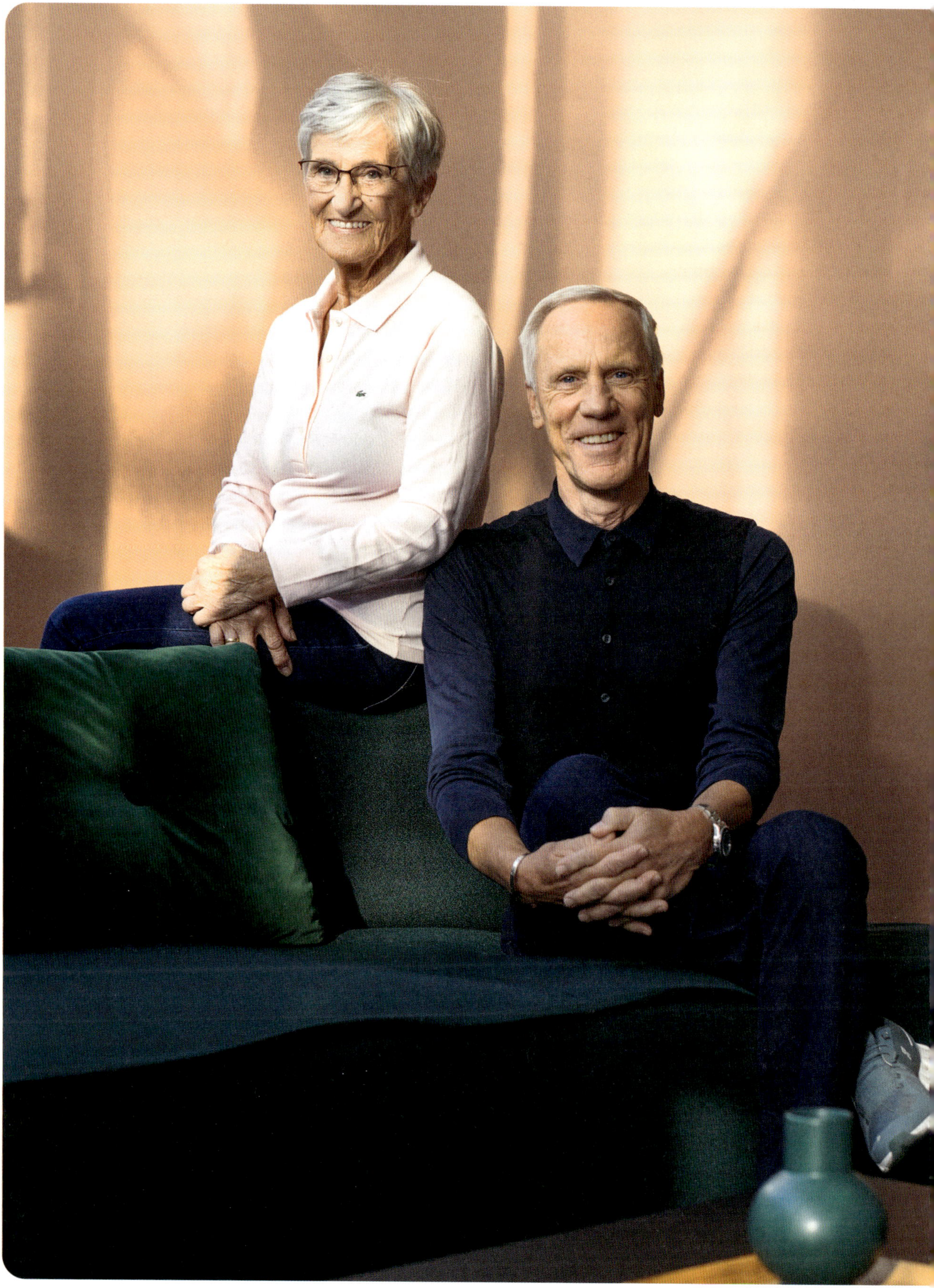

BEWEGLICH BLEIBEN BIS INS HOHE ALTER: DAS KÖNNEN SIE AUCH!

Sie sind angekommen in den vielleicht besten Jahren Ihres Lebens, und die sollen möglichst lange dauern? Sie wünschen sich, dass Sie noch viel Schönes erleben, Ihren Ruhestand genießen und aktiv bleiben können, so lange es geht? Dann ist dieses Buch genau richtig für Sie. Orientieren Sie sich an unseren Erfahrungen, so können Sie sich das nötige Wissen aneignen und es dann gleich in der Praxis umsetzen.

Für uns steht fest: Älterwerden ist nicht automatisch mit Krankheiten und körperlichem Abbau verbunden. Wir beweisen Ihnen gerne das Gegenteil. Wir? Das sind Erika Rischko, die im Februar 2020 mit 80 Jahren ihre Social-Media-Karriere als Fitnessstar begann und damit weltweit Millionen Menschen beeindruckt, und Ingo Froböse, Professor für Sportwissenschaft und ehemaliger Leistungssportler, der sich umfassend mit den Themen Gesundheitsförderung und Prävention durch Bewegung befasst. Zusammen möchten wir Sie einladen, uns zu folgen.

Gleichgültig, ob Sie 50, 70 oder 80 Jahre alt sind: Es ist nie zu spät, um einzusteigen. Dieser Teil Ihres Lebens kann nämlich eine Zeit werden, die es gut mit Ihnen meint, wenn Sie rechtzeitig die Voraussetzungen dafür schaffen. Wir wissen heute, dass man selbst nach einem Herzinfarkt, bei Krebs oder psychischen Erkrankungen, nach dem Einsatz künstlicher Gelenke und bei vielen anderen Krankheiten frühzeitig wieder Sport treiben sollte, um den Heilungsprozess zu fördern oder dafür zu sorgen, dass typische altersbedingte Krankheiten gar nicht erst entstehen. Darum geht es im ersten Teil dieses Buches. Außerdem beschäftigen wir uns mit den Beschwerden, die uns leider oft einen Strich durch die Rechnung in Sachen „aktiver Ruhestand“ machen. Rückenschmerzen, Gelenkverschleiß, Knochenschwund, Herz-Kreislauf-Erkrankungen, Diabetes und Übergewicht gehören dazu. Wir zeigen Ihnen, dass diese Erkrankungen kein Schicksal sind, und verraten, wie Sie sie mit Bewegung verhindern oder mildern können.

Anschließend heißt es: Hand aufs Herz! Wie fit sind Sie? Wie gut ist Ihre Ausdauer, Beweglichkeit und Kraft? In unseren Tests erfahren Sie es. Dazu haben wir viele Tipps für Einsteiger parat. Im zweiten Teil dieses Buches sind Sie dann selbst dran. Wir stellen Ihnen Übungen und Work-outs in verschiedenen Schwierigkeitsstufen vor, erklären, wie Sie mehr Bewegung in Ihren Alltag bringen, sich ausgewogen ernähren, gut schlafen und einiges mehr.

Auf geht's!

Erika Rischko

Ingo Froboese

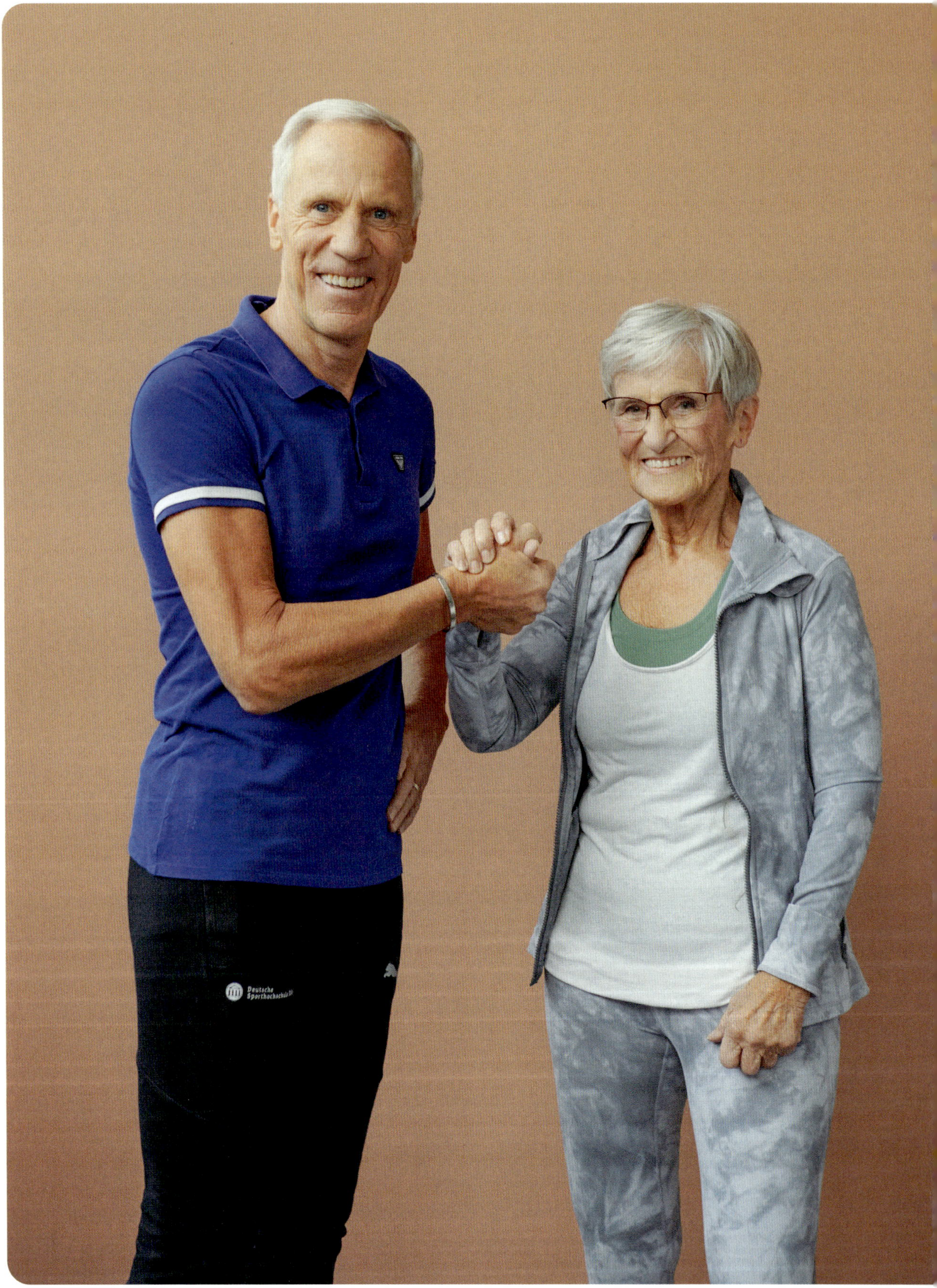

DIE HEILKRAFT DER BEWEGUNG

Mehr Freude am Leben und dabei effektiv zahlreichen Krankheiten vorbeugen – wer wünscht sich das nicht? Menschen, die bis ins Alter Sport treiben, profitieren in vielfacher Hinsicht. Ein Großteil der klassischen altersbedingten Krankheiten lässt sich mit gezielter Bewegung aufhalten, verbessern oder sogar ganz verhindern. Auf den nächsten Seiten geht es um die Heilkraft der Bewegung bei Arthrose, Bluthochdruck, Diabetes und mehr.

FÜR FITNESS IST ES NIE ZU SPÄT

82 Jahre und immer noch topfit. Wie ist das überhaupt möglich? Das werde ich oft gefragt und kann nur sagen: Wer es wirklich will, der schafft es auch. Es ist alles eine Frage der Übung. Niemand muss Rekorde aufstellen, aber in irgendeiner Form kann man in jedem Alter sportlich aktiv sein.

Für mich war der Start ins Sportlerleben eher Zufall. Als ich Mitte 50 war, war ich nicht besonders glücklich. Meine beiden Kinder waren bereits ausgezogen. Ich hatte zwar mit Haushalt und über 6000 Quadratmetern Garten einiges zu tun, empfand aber eine innere Leere. Mir fehlte eine Aufgabe, die mir Spaß macht. Ich wollte unter Leute kommen. Dass es ausgerechnet Sport werden würde, ahnte ich damals nicht. Denn bis dahin hatte ich mich nie sonderlich für Bewegung interessiert. In der Schule habe ich – zumindest bei gutem Wetter – gerne Völkerball oder Faustball gespielt. Später war ich mit den Kindern beim Mutter-Kind-Turnen im Verein, aber das war im Vergleich zu heute sehr wenig. In den 80er-Jahren, als in jedem Turnverein Aerobic auf dem Programm stand, fand ich keinen Zugang und keine Freude an größeren sportlichen Aktivitäten. Mir fehlte auch das Selbstbewusstsein dafür.

Ingo Froböse

Keine Frage des Alters
„Ganz klar, Fitness ist keine Frage des Alters, sondern eine der körperlichen Aktivität. Wissenschaftlich gesehen, legen wir mit 20, 30 oder 40 Jahren den Grundstein dafür, wie es uns später gehen wird. Der Einstieg ist aber auch viel später noch möglich. Umfassende wissenschaftliche Studien über die Merkmale des Lebensstils von hochbetagten Menschen jenseits der 90 und 100 Jahre zeigen eindrucksvoll, wie es klappen kann, 100 Lebensjahre und mehr bei bester Gesundheit und optimaler Lebensqualität zu genießen."

„Mutti, du musst etwas machen"

Meine Tochter merkte, dass ich unglücklich war, und sagte: „Mutti, du musst etwas machen." Sie meldete mich im Fitnessstudio an, und anfangs war ich dankbar für die Anregung. Ich habe zunächst an den Geräten trainiert, doch bald auch Kurse wie Spinning, BBP (Bauch, Beine, Po) oder Step entdeckt. Dreimal in der Woche für Einsteiger – das war mein Programm.

Je mehr ich kennenlernte, desto interessanter wurde es. Ob Step-Work-out oder Rudern – ich probierte alles. Wir wohnten damals in Solingen in einem Haus am Hang – zum Bus waren es zu Fuß 20 Minuten, und wir mussten jeden Einkauf viele Treppen hochtragen. Uns war klar, dass wir dort nicht alt werden konnten. Wir verkauften das Haus 2001 und zogen in ein neues in Langenfeld im Rheinland. Dort wechselte ich in ein Studio, das noch mehr zu bieten hatte. Ich wurde schnell immer besser – das beflügelte mich.

Training auch mit künstlichen Gelenken

Altersbedingte Beschwerden? Ja, damit kenne ich mich leider auch aus. Vor etwa 20 Jahren hatte ich starke Knieschmerzen. Die Diagnose: Arthrose. Dagegen ließ sich nichts mehr machen und ich bekam künstliche Kniegelenke. „Trainieren Sie Ihre Beine", riet mir mein Trainer im Studio – und das tat ich. Es hat zwar etwas gedauert, bis ich wieder fit war, doch ohne Training wäre es sicher schwieriger geworden. Die Operationen hatten Folgen bis heute, aber die sind nicht so schlimm. Meine Krücken konnte ich schnell wieder loswerden. Ich kann nicht mehr so gut joggen und hüpfen, aber das ersetze ich mit anderen Sachen. Hauptsache, ich kann mich bewegen.

Vielseitiges Training im Fitnessstudio

Sieben Jahre später plagten mich starke Rückenschmerzen. Ich musste einen Teil meiner Lendenwirbelsäule versteifen lassen. Zum Glück kam ich auch nach dieser Operation schnell wieder rein ins Training. Bald verbrachte ich jede Woche acht bis neun Stunden im Studio und machte dort so ziemlich alles, was angeboten wurde. Vor allem funktionales Training, eine moderne Variante des Zirkeltrainings, macht mir Spaß. Dabei werden Ausdauer, Bewegungsabläufe, Gelenke und ganze Muskelgruppen zugleich trainiert. 2016 zog meine Tochter in die Nähe und seitdem trainiere ich 14 bis 15 Stunden in der Woche – morgens allein, abends und am Wochenende mit ihr. Übrigens: Dass man im Studio nur von jungen Bodybuildern umgeben ist, stimmt nicht – in meinem Studio liegt das Durchschnittsalter knapp über 50 Jahren. Vormittags kommen auch viele im Rentenalter. Wir kennen uns und reden miteinander.

Ich habe keinen Schweinehund

Als Familie haben wir einen festen Tagesablauf. Morgens um sieben gibt's Frühstück. Danach gehe ich ins Studio. Mein Mann geht dreimal pro Woche morgens ins Studio, aber nur an die Geräte. Inzwischen kann er gut kochen, sodass das Essen fertig ist, wenn ich zurückkehre. Danach ist Mittags- und Kaffeepause, bevor wir uns mit anderen Dingen als Sport beschäftigen. Nach einem frühen Abendessen um halb sechs ziehe ich dann meistens mit meiner Tochter (wenn sie Zeit hat) noch einmal los ins Studio. Dort steht eine Abendrunde auf dem Programm. Am Wochenende gehen ich und meine Tochter auch mal gern in die Sauna oder wir fahren Rad. Probleme, mich aufzuraffen, kenne ich nicht. „Und wie kriegst du deinen Schweinehund in den Griff?", werde ich häufig gefragt. Meine Antwort ist einfach: „Ich habe keinen." Denn das, was ich tue, macht mir Spaß. Es ist alles eine Willensfrage.

> „Das, was meine Mutter macht, ist mehr als Bauch, Beine, Po. Das ist Hardcore Fitness."
> *(Erikas Tochter Silke Rischko)*

Beweise gefällig?

- 8 Minuten Plank
- 30 Sekunden Wandhocke mit 50 Kilo
- 50 Kilo im Unterarmstütz auf dem Rücken
- 30 Sekunden Wandsitzen mit 60 Kilo auf dem Schoß
- 6 Stunden Spinning (Marathon)

Bloß keine Langeweile im Lockdown

Als der erste Corona-Lockdown kam, drohte Langeweile. Ich musste mein Training nach Hause oder zu meiner Tochter verlegen. Zum Glück kann ich das meiste mit meinem Körpergewicht oder wenig Equipment, zum Beispiel mit Hanteln oder Bändern, machen. Trotzdem war es nicht einfach. Mir fehlte der äußere Rahmen und meine Leistungsfähigkeit ließ nach. Doch es gab viele, die ihr Training auf YouTube veröffentlicht haben, und da habe ich mitgemacht. Schon im Februar 2020 hatte meine Tochter die Idee, meine Aktivitäten zu filmen und auf Instagram zu stellen, um sie Familie und Freunden zu zeigen. Mit dem Lockdown im März haben dann gefühlt alle Sport auf Instagram gemacht und es gab immer

„Frau Rischko zeigt, dass man nie zu alt für körperliche Fitness ist. Sie ist ein gutes Beispiel für eine sinnvolle Beschäftigung in schwierigen Zeiten, denn Bewegung ist bekanntlich gut für die Seele und fürs Immunsystem. Solche positiven Impulse brauchen wir mehr denn je."
(Frank Schneider, Bürgermeister von Langenfeld)

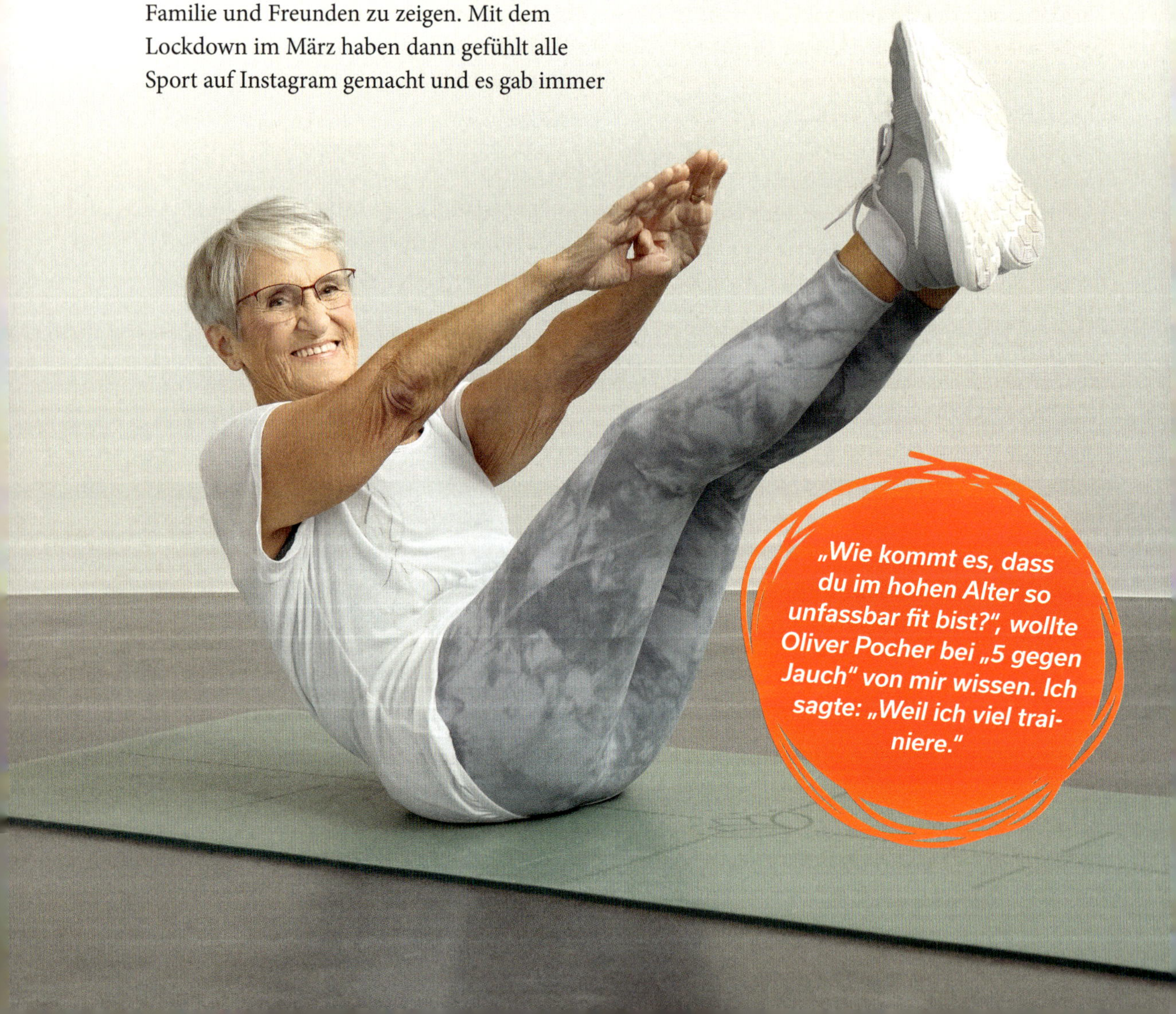

„Wie kommt es, dass du im hohen Alter so unfassbar fit bist?", wollte Oliver Pocher bei „5 gegen Jauch" von mir wissen. Ich sagte: „Weil ich viel trainiere."

häufiger auch verschiedene Challenges, die wir mitgemacht haben. Im April 2020 hat meine Tochter den TikTok-Account eröffnet. Ausgerechnet auf TikTok, das im Ruf steht, vor allem für unter 20-Jährige zu sein (2020 waren 70 Prozent der Nutzer unter 24 Jahre), gingen die Zahlen nach ein paar Wochen durch die Decke.

Millionenfach Klicks weltweit

Ich wurde ein Social-Media-Star, wie ich schnell lernte. Das war zwar nicht unbedingt meine Welt. „Sie stand zuerst so erschrocken vor der Kamera wie ein Reh auf der Straße, das im Scheinwerferlicht erstarrt", sagt meine Tochter. Aber ich kam rein und es machte mir Spaß, jeden Morgen aufs Tablet zu gucken, um die Likes und netten Kommentare zu sehen. Wahnsinn! So ein Echo hätte ich mir nie träumen lassen. Schon nach kurzer Zeit war ich in der Presse gefragt, zuerst in Amerika. Im Dezember erschien ein Interview im „Wall Street Journal" und basierend auf einem Video-Interview wurde 2021 ein Beitrag in der amerikanischen Nachrichtensendung „Good Morning America" gesendet. Bald wurde auch die deutsche Presse auf mich aufmerksam und in großen und kleineren Zeitungen erschienen Artikel über mich. Ich wurde zu Talkshows eingeladen und der Bürgermeister bat mich um ein Gespräch. Wenn mir das früher jemand prophezeit hätte, hätte ich es nicht geglaubt. Inzwischen habe ich keine Berührungsängste mehr. Der Rummel ist für mich eine tolle neue Erfahrung. Ich bin in eine Welt vorgestoßen, die ich bis dahin nur von außen kannte. Die Medienleute sind wahnsinnig nett zu mir. Im Netz bekomme ich Herzchen und liebe Kommentare. Ich lerne immer wieder Neues – auch über die junge Generation und Social Media –, komme raus, führe interessante Gespräche. Früher habe ich oft gedacht, dass ich dafür viel zu schüchtern bin. Aber es geht – und zwar von Mal zu Mal besser. Im Juli 2021 erreichte das erste Video die 10-Millionen-Marke. Sport gibt mir einfach ganz viel. Ich habe ja Zeit. Mein Mann und ich sind zu Hause. Wenn ich nicht trainieren würde, säßen wir dauernd vorm Fernseher. Mein Ziel? Ich möchte noch lange gesund und beweglich bleiben.

Corona-Studie

Eine internationale Studie mit 15 000 Teilnehmenden bestätigt: Durch die Pandemie sanken Bewegung und Wohlbefinden weltweit. Die sportliche Aktivität nahm im Durchschnitt um rund 42 Prozent ab, bei den über 70-Jährigen sogar um 56 bis 67 Prozent.

Ingo Froböse

Muskelzellen in der Pubertät

„Unser Körper besitzt ein biologisches Qualitätskriterium: die Zellteilung. Alle Körperzellen erneuern sich nach einer gewissen Zeit. Unser Darm alle 14 Tage, unser Blut jedes Jahr und unsere Knochen alle 15 Jahre. Und so erneuern sich auch die Muskelzellen. Das geschieht etwa alle 10 bis 15 Jahre. Also hat der Körper eines 50- oder 60-jährigen Menschen Muskelzellen, die in der ‚Pubertät' sind. Sie können genauso belastet werden wie in jungen Jahren. Im Alter ist der einzige limitierende Faktor die Übertragungsfähigkeit der Nervenzellen. Um einem möglichen Leistungsabfall entgegenzuwirken, sollte man daher mit zunehmendem Alter höhere Lasten bewegen.

ERIKA RISCHKO – SOCIAL-MEDIA-PHÄNOMEN

Jede Woche sportelt Erika Rischko für zwei bis drei Filme im Internet, die ihre Tochter produziert und online stellt. Der Clou dabei: Zu angesagten Hits macht sie ihre Übungen, lässt sich von Influencern und anderen Sportbegeisterten inspirieren oder tanzt zusammen mit ihrem Mann kurze Choreografien.

Follower und Klickzahlen

SOCIAL-MEDIA-KANAL	FOLLOWER	AUFRUFE
Instagram	36 160	bis zu 1 Mio. pro Reel
TikTok	292 500	bis zu 9,7 Mio. pro Video

> Ich wünsche mir, Menschen zum Aktivsein zu inspirieren, ob alt oder jung. Und ich möchte zeigen, dass das Alter nur eine Zahl ist und man nur so alt ist, wie man sich fühlt. Wenn ich das Klischee, dass alte Menschen langweilig und nicht aktiv sind, ein bisschen ändern kann, macht mich das sehr glücklich. Außerdem möchte ich gesund bleiben und weiterhin ganz viel Sport machen. Und dass mir das wirklich Spaß macht, teile ich auch gerne auf Instagram und TikTok.

4,8 Millionen Mal gesehen

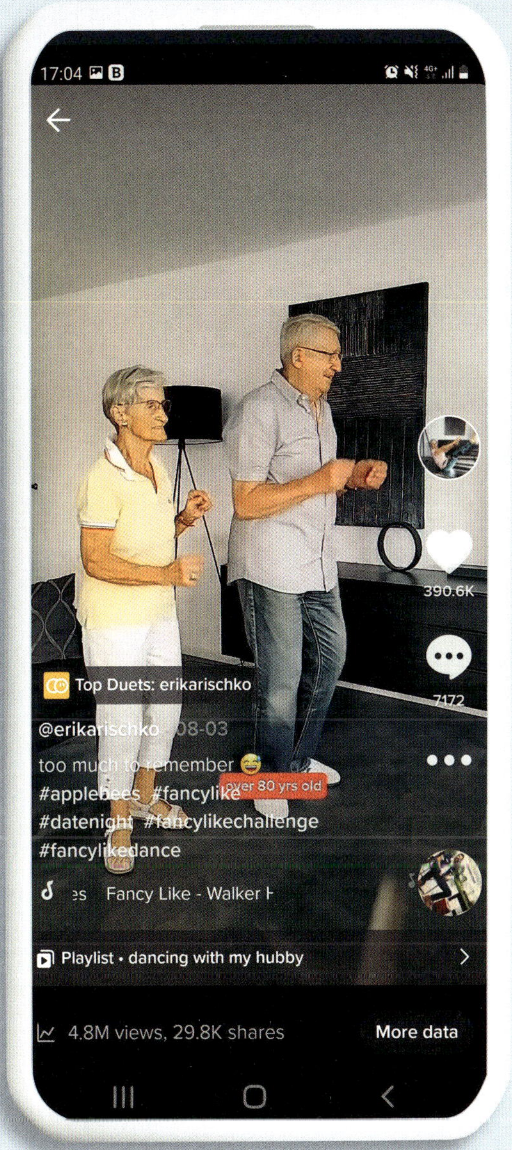
17:04
Top Duets: erikarischko
@erikarischko · 08-03
too much to remember
#applebees #fancylike
over 80 yrs old
#datenight #fancylikechallenge
#fancylikedance
390.6K
7172
Playlist • dancing with my hubby
4.8M views, 29.8K shares
More data

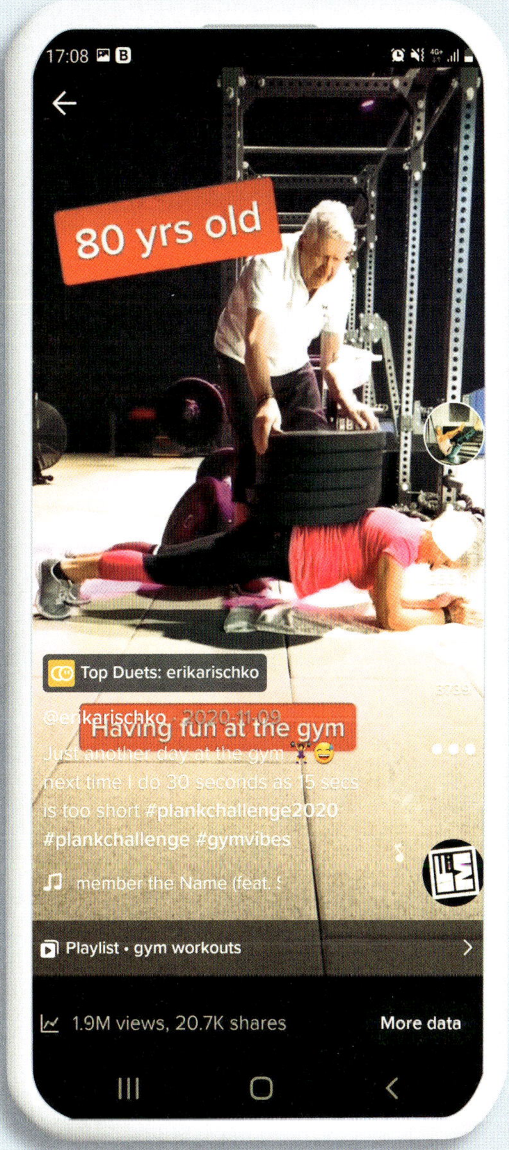
17:08
80 yrs old
Top Duets: erikarischko
@erikarischko · 2020-11-09
Having fun at the gym
Just another day at the gym
next time I do 30 seconds as 15 secs
is too short #plankchallenge2020
#plankchallenge #gymvibes
Playlist • gym workouts
1.9M views, 20.7K shares
More data

TikTok-Account seit April 2020

FIT UND GESUND BIS INS HOHE ALTER

Bewegung ist ein echtes und vor allem umfassendes Wundermittel für ein langes beschwerdefreies Leben. Wer auch im Rentenalter noch regelmäßig in Schwung kommt, kann die meisten typischen altersbedingten Beschwerden und Krankheiten lindern oder sogar vermeiden.

Geht es um Gesundheit, Fitness und Lebensfreude, gibt es nichts Besseres als Bewegung. „Die haben gut reden", denken Sie jetzt vielleicht und zählen in Gedanken auf, was dem alles im Weg steht: Die Gelenke und der Rücken schmerzen, das Herz ist vielleicht nicht mehr ganz gesund. Sie geraten schnell ins Schnaufen und verlieren dann sofort die Lust auf Aktivitäten. Erschwerend kommt hinzu, dass Sie sich nicht einmal nachts richtig erholen. Denn das Schlafen wird zunehmend zum Problem. „Ich kriege kein Auge mehr zu", heißt es dann. Das ist meist vorgeschoben, denn all die Probleme könnten Sie mit körperlichen Aktivitäten vermeiden. Und schnell wird noch ein weiterer Grund fürs Nichtstun genannt: „Ich habe keine Zeit." Ist das wirklich so oder vielleicht nur vorgeschoben?

Ein Leben lang bewegen

Bedenken Sie: Unser Körper ist auf Bewegung angelegt – und zwar ein Leben lang. Das funktioniert heute noch so wie bei den Neandertalern. Von wegen also „Mit 50 geht's unaufhaltsam bergab"! Auch wenn viele bereits in diesem „jungen" Alter auf körperliche Anstrengung verzichten und ihren Tag überwiegend im Sitzen verbringen, heißt das nicht, dass das so sein muss. Orientieren Sie sich an 70- und 80-Jährigen, die jünger aussehen, als sie sind. Selbst 100-Jährige sind keineswegs zum Nichtstun verurteilt.

Wirksam auf vielen Ebenen

Bewegung wirkt auf unglaublich vielen Ebenen sprichwörtlich von Kopf bis Fuß segensreich. Unser Körper ist in etlichen Bereichen auf Bewegungsreize angewiesen. Das reicht vom Gehirn bis in die Fußgelenke. Körperliche Aktivitäten unterstützen und veranlassen zahlreiche Vorgänge im gesamten Organismus. Dazu gehören zum Beispiel Abläufe im Stoffwechsel, Hormonausschüttungen, die Stärkung des Immunsystems und die Vorbeugung gegen Zivilisationskrankheiten wie Bluthochdruck, Diabetes, Übergewicht und Herz-Kreislauf-Erkrankungen. Auch zum Schutz und zur Stärkung von Knochen und Gelenken und damit zur Schmerzprophylaxe gibt es nichts Besseres als Bewegung.

Es ist nie zu spät für den Einstieg

Ich, Erika, habe, wie schon erwähnt, erst mit 55 Jahren überhaupt gezielt begonnen, Sport zu treiben. Sobald der Funke überspringt, kann das Sporteln bestenfalls zum Selbstläufer werden. Wir können Ihnen deshalb nur raten: Probieren Sie es aus. Fangen Sie dabei langsam an. Vielleicht können Sie sich die wohltuende Wirkung erst vorstellen, wenn Sie einmal gespürt haben, wie viel Wohlbefinden und Vitalität Bewegung freisetzt. Wenn Sie Bedenken haben, bitten Sie Ihren Arzt um Unterstützung. Der kann für Sie ermitteln, wie viel Sie sich zutrauen dürfen.

EIN BLICK IN DEN KÖRPER: WAS BEWEGUNG BEWIRKT

Sich regen bringt Segen – und zwar ganzheitlich. Wer auch in der zweiten Lebenshälfte noch aktiv ist, hat damit eine äußerst effektive Medizin an der Hand. Lesen Sie hier, was Bewegung im gesamten Organismus alles kann.

1. GEHIRN FIT HALTEN

Das Risiko, im Alter an Demenz zu erkranken, ist bei aktiven Menschen fast 40 Prozent niedriger als bei inaktiven. Bewegung regt die Gehirndurchblutung an, stärkt die Konzentrationsfähigkeit und das Gedächtnis.

2. HERZ-KREISLAUF-SYSTEM FORDERN

Das Herz-Kreislauf-System passt sich an, wenn es gefordert wird. Körperliches Training (bei einer Vorerkrankung bitte mit dem Arzt abstimmen!) wirkt wie Medizin ohne Nebenwirkungen.

3. GEFÄSSE ELASTISCH HALTEN

Gefäßverkalkungen (Arteriosklerose) entwickeln sich meist über viele Jahre. Zu den Folgen gehören Schlaganfall und Herzinfarkt. Bewegung senkt den Blutdruck und kann die Verstopfungen verhindern oder aufhalten.

4. AUSDAUER TRAINIEREN

Ausdauertraining stärkt die Lunge, die Mitochondrien („Kraftwerke der Zellen“) vermehren sich durch Bewegung, der Körper verbraucht mehr Kalorien.

5. MUSKELN ALS MEDIZIN

Muskelaufbau klappt bis ins hohe Alter. Muskeln hemmen Entzündungen, entlasten die Gelenke, regen den Stoffwechsel an und stärken das Immunsystem.

6. AKTIV GEGEN RÜCKENSCHMERZEN

Schon sanfte Übungen wirken effektiv gegen Rückenschmerzen. Bewegungsmangel und viel Sitzen hingegen verstärken die Beschwerden.

7. KNOCHEN STÄRKEN

Mit dem Alter verlieren die Knochen an Festigkeit und brechen leichter. Sport (vor allem Krafttraining mit Stößen und Sprüngen) kann die Knochenmasse wieder erhöhen.

8. GELENKE SCHÜTZEN

Wenn die schützende Knorpelschicht zwischen den Gelenkknochen bei Arthrose verschleißt, reibt Knochen auf Knochen. Es kommt zu starken Schmerzen. Bewegung kann das verhindern.

9. KREBS: PROGNOSE VERBESSERN

Mit dem Alter steigt das Krebsrisiko. Sport kann das Risiko senken. Bewegung mindert die Gefahr vor allem bei Brust-, Darm- und Prostatakrebs.

10. BESSER SCHLAFEN

Bewegung hilft dabei, erholsam zu schlafen – sie macht nicht nur müde, sondern unterstützt auch Stressabbau und Entspannung.

ARTHROSE: AKTIV GEGEN DEN GELENKVERSCHLEISS

An den Gelenken trifft Knochen auf Knochen. Damit das nicht wehtut, liegt dazwischen eine Knorpelschicht, die sich im Laufe des Lebens abreibt. Dann kommt es zu Arthrose. Mit Bewegung kann man gezielt gegensteuern, sie wirkt vorbeugend und hält den Gelenkverschleiß auf.

Unsere Gelenke ernähren sich auf ungewöhnliche Weise. Anders als zum Beispiel die Muskeln, die über die Blutgefäße direkt gefüttert werden, sind die Gelenke auf Bewegungen angewiesen, die Gelenkflüssigkeit und damit Nährstoffe in den Knorpel drücken. So bleibt die Schutzschicht zwischen den Knochen elastisch und kann ihre Funktion als Stoßdämpfer erfüllen. Fehlt diesen Stoßdämpfern die Nahrung, verschleißen sie und reiben sich ab, bis irgendwann Knochen auf Knochen stößt. Zwei Drittel aller über 65-Jährigen leiden unter Arthrose. Dennoch ist der schmerzhafte Verschleiß keine reine Alterserkrankung. Jahrzehntelange Überlastungen beim Leistungssport, angeborene Fehlstellungen, Übergewicht, Knochenbrüche mit Gelenkbeteiligung, Fehlbelastungen oder Entzündungen können auch in jüngeren Jahren die Ursache sein.

Typische Symptome erkennen

Ob bereits eine Arthrose vorliegt, erkennen Sie an typischen Symptomen: Am Anfang ist das Gelenk vor allem morgens erst einmal steif und tut bei Belastungen weh. Die Schmerzen lassen nach, wenn man etwas länger aktiv ist. Im späteren Stadium taucht der Schmerz auch bei längeren Belastungen auf. Manchmal kommt es zu Schwellungen. Dauerschmerz führt schließlich dazu, dass die Betroffenen sich nur noch eingeschränkt bewegen können. Ein Teufelskreis beginnt. Je seltener die Patienten körperlich aktiv sind, desto stärker werden die Schmerzen. Der Arzt wird die Gelenke abtasten, ihre Funktionen und die Stabilität der Muskeln und Bänder prüfen, die das Gelenk umgeben. Mit bildgebenden Verfahren (Röntgen oder MRT) kann er typische Veränderungen erkennen.

Das Fortschreiten aufhalten

Leider ist Arthrose nicht heilbar. Das heißt aber keineswegs, dass Sie deshalb untätig bleiben müssen. Im Gegenteil: Schonung ist der falsche Weg. Mit Bewegung und gezielter Physiotherapie lässt sich das Fortschreiten der Krankheit aufhalten. Menschen, die viel laufen, haben nur ein halb so hohes Risiko wie Nichtläufer, an Arthrose zu erkranken. Wenn Sie rechtzeitig mit Sport anfangen, können Sie sich auch später noch schmerzfrei bewegen. Wer bereits unter Arthrose leidet, sollte sich in einer Praxis für Physiotherapie beraten und Übungen zeigen lassen. Oft ist es sinnvoll, erst einmal die Muskeln an den betroffenen Gelenken zu stärken, bevor man mit schonendem Training beginnt.

Bewegung mit künstlichen Gelenken

Wer bereits künstliche Kniegelenke hat, darf sein Bewegungsprogramm keineswegs einstellen nach dem Motto „Das geht ja jetzt nicht mehr“. Früher wurde tatsächlich zum Schongang geraten. Man glaubte, dass eine Prothese länger hält, wenn sie wenig genutzt wird. Heute weiß man, dass das Gegenteil der Fall ist: Sport ist jetzt wichtiger denn je. Es ist aber nicht mehr alles empfehlenswert. Vor allem intensives Joggen sollte man mit Kunstknie sein lassen. Auch Tätigkeiten, bei denen die Knie um mehr als 40 Grad gebeugt werden (Kniebeugen, Gartenarbeit in der Hocke) sollte man meiden. Denn dabei besteht die Gefahr, dass die Prothese sich lockert. Sehr gut geeignet sind Sportarten wie Fahrradfahren, Spazierengehen, Schwimmen, Walken, Tanzen sowie Kraft-, Beweglichkeits- und Konditionstrainings, bei denen die Knie nicht stark gebeugt werden und kein großes Gewicht darauf lastet. Denn das macht nicht nur fit und gesund. Bewegung hält auch die Muskeln und Bänder stark, die die Prothese umgeben, sodass sie sich nicht so leicht lockern kann.

Aktiv bei Rheuma

Auch für Menschen, die unter Rheuma leiden, lohnt es sich, körperlich aktiv zu bleiben. Das gilt sogar in den Phasen eines aktiven Schubs. Dabei sollte man allerdings sehr genau auf das eigene Gefühl achten. Wer zum Beispiel bei Schmerzen zu viel von sich verlangt, versetzt seinen Körper in einen Stresszustand, der wiederum weitere Schübe verursachen kann. Sanftes Training und vorsichtige Bewegungen im Alltag dürfen die Gelenke nicht zu sehr belasten. Rheumapatienten sollten aber auch nicht untätig bleiben. Wenn sich Kraft, Ausdauer und Beweglichkeit verbessern, hilft das zusätzlich gegen Erschöpfung und hält das Herz-Kreislauf-System fit. Solange der Grundsatz „Bewegung ja, Überlastung nein“ eingehalten wird, ist alles im grünen Bereich. Dafür gibt es viele Möglichkeiten – wie zum Beispiel Ergotherapie für den Alltag, gezielte Übungen, die sich im Bett durchführen lassen, oder schonendes Fitnesstraining. Jede Form von Sport sollte jedoch stets individuell mit dem behandelnden Arzt abgesprochen und eventuell von einem Physiotherapeuten begleitet werden.

TIPP

Langsam starten

Wer in späteren Lebensjahren mit Sport loslegt, merkt meist recht schnell, wie die Ausdauer sich verbessert und die Kraft zunimmt. Bis die Gelenke sich an die neuen Herausforderungen angepasst haben, ist es ein längerer Prozess, für den Sie sich unbedingt Zeit nehmen sollten. Es kann durchaus ein halbes Jahr vergehen, bis die Knochen und Knorpel so weit sind. Bewegen Sie sich in dieser Phase nur mäßig, aber dafür regelmäßig drei- bis fünfmal pro Woche.

Bewegung → JA
Überlastung → NEIN

OSTEOPOROSE: STÄRKEN SIE SPRÖDE KNOCHEN

Das Risiko, an porösen Knochen zu erkranken, ist im Alter vor allem für Frauen erhöht. Der gefürchtete Knochenschwund lässt sich aber mit Sport aufhalten. Das Ziel dabei: Stauchende Bewegungen und Muskelaufbau bremsen den Knochenabbau.

Wenn es ganz schlimm kommt, können Knochen allein durch eine falsche Bewegung brechen. Kein Wunder, dass die Angst vor Knochenbrüchen im Alter besonders groß ist. Manchmal stecken Krankheiten oder entzündliche Prozesse im Körper dahinter. Beim größten Teil der weltweit etwa 200 Millionen Osteoporosepatienten ist aber das Alter die Ursache für Knochenschwund. Im Alter zwischen 50 und 60 Jahren leiden etwa 15 Prozent aller Frauen daran; bei den über 70-Jährigen sind es fast die Hälfte. Dass es vor allem Frauen trifft, hat zwei Gründe: Ihre Knochen haben eine feinere Struktur und sind nach den Wechseljahren durch den Rückgang des Hormons Östrogen nicht mehr so gut vor dem Abbau geschützt wie in jüngeren Jahren.

Veranlagung und Lebensstil

Unsere Knochen haben einen eigenen Stoffwechsel, erneuern sich ständig und können sich damit an unterschiedliche Belastungen anpassen. Wenn wir nichts tun, bauen sie sich ab. Wenn wir sie belasten, bauen sie sich auf. Im Alter von etwa 30 Jahren ist die Knochendichte am höchsten. Danach beginnt der langsame Abbau. Wie schnell der vor sich geht, hängt ein wenig von der Veranlagung ab, zum größten Teil aber vom Lebensstil. Neben Bewegungsmangel schwächen auch Rauchen, schlechte Ernährung, viel Alkohol und ein Vitamin-D-Mangel die Knochen.

Belastungen und Druck notwendig

Damit nicht mehr Zellen ab- als aufgebaut werden, brauchen die Knochen Belastungen und Druck durchs Körpergewicht. Druck veranlasst den Knochenstoffwechsel zum Einbau von Kalzium, das die Knochen stärkt. Zusätzlich müssen die Muskeln an den Knochen ziehen und gegen sie drücken. Das sollten Sie bei der Auswahl des richtigen Sports beachten. Bewegungsformen mit reduzierter oder ohne Schwerkraft wie Radfahren und Schwimmen schonen zwar die Gelenke und verbessern die Ausdauer, helfen aber nicht, die Knochen zu stärken.

Muskeln aufbauen und Sprünge machen

Nach dem Prinzip „Use it or lose it" besteht die beste Vorsorge gegen Osteoporose deshalb aus einer Mischung aus Muskelaufbau und Sportarten, bei denen die Knochen durch Stauchungen gefordert werden, wie Joggen, Wandern und Fitnesstraining mit Sprüngen (z. B. mit dem klassischen Hampelmann, dem „Jumping Jack"). Bei Übergewicht kann man ein Trampolin zum Springen nutzen, um die Belastung für die Gelenke zu reduzieren. Bei einer fortgeschrittenen Osteoporose ist das Risiko für Knochenbrüche allerdings hoch. Dann sind Sportarten wie Tanzen oder Tai-Chi besser geeignet, da sie das Gleichgewicht und das Reaktionsvermögen verbessern und Stürzen vorbeugen.

SCHMERZEN IM KREUZ? SO BLEIBT DER RÜCKEN STARK

Rückenschmerzen sind nicht nur bei älteren Menschen weitverbreitet. Mehr als 80 Prozent der Deutschen leiden unter Beschwerden im Kreuz. Die gute Nachricht: Dagegen lässt sich in jedem Alter etwas tun. Das Zauberwort heißt Bewegung.

Die Gründe für Rückenschmerzen sind vielfältig, nur in wenigen Fällen lässt sich bei der Untersuchung eine genaue Ursache finden. Ein Großteil beruht auf Fehlbelastungen oder Haltungsfehlern, in der zweiten Lebenshälfte kommen Verschleißerscheinungen dazu – vor allem, wenn die Muskelkraft und die Beweglichkeit nachlassen. Das passiert von ganz allein, wenn man nichts dagegen tut. Nimmt die Knochendichte ab, kann auch Osteoporose (siehe Seite 18) zu Rückenschmerzen führen. Zum klassischen Bandscheibenvorfall – also zum Einreißen des äußeren Faserrings der Bandscheibe und Austreten der weichen Innenmasse – kommt es im Alter zum Glück nur noch relativ selten.

Altersbedingte Veränderungen

Wie jedes Gewebe werden auch die Gelenke, Knochen, Bänder und Muskeln älter. Das Gewebe ist nicht mehr so elastisch und verliert Flüssigkeiten. Jahrelange Belastungen verändern den Stoffwechsel. Der Körper regeneriert nicht mehr so leicht und nicht mehr so schnell wie in der Jugend. Die Zeitspanne, wann diese Prozesse beginnen und wie ausgeprägt sie verlaufen, ist sehr groß. Sie kann sich verkürzen, wenn man zum Beispiel starkes Übergewicht hat, sich wenig bewegt oder den Körper lange Zeit falsch belastet. Auch die Psyche und die Ernährung können dabei eine Rolle spielen.

Schonen ist der falsche Weg

Bei fast jeder Form von Rückenschmerzen ist Bewegung das Zaubermittel. Das Bedürfnis „Ich muss mich hinlegen und mein Kreuz schonen“ ist ein Trugschluss. Denn diese Form der Entlastung hilft nur sehr kurz, etwa wenn Sie die Beine nach langem Stehen ein paar Minuten hochlegen. Ansonsten gilt das Gegenteil: Bleiben Sie dem Rücken zuliebe möglichst umfassend in Bewegung. Gut geeignet ist zum Beispiel Aquagymnastik. Denn dabei wird die Wirbelsäule durch den Auftrieb des Wassers entlastet. Auch Tanzen, Wandern, Nordic Walking, Spazierengehen, Yoga und Schwimmen tun dem Rücken gut. Übungen für zu Hause finden Sie auf den Seiten 92, 122, 132.

TIPP

Rechtzeitig zum Arzt!

„Gegen Rückenschmerzen kann man ja doch nichts machen. Damit brauche ich gar nicht zum Arzt zu gehen." Wer so denkt, liegt falsch. Auch wenn die meisten Ursachen für Rückenschmerzen harmlos sind, sollten Sie einen Arzt aufsuchen, wenn die Beschwerden länger anhalten. Der kann ernsthafte Erkrankungen frühzeitig ausschließen.

HERZ-KREISLAUF-ERKRANKUNGEN: DAS RICHTIGE MASS MACHT'S

Ein starkes Herz-Kreislauf-System ist eine wichtige Basis für den ganzen Körper. Je besser die Gefäße und das Herz arbeiten, desto gesünder bleiben auch die Gelenke, die Haut, das Immunsystem und das Blut. Mit dem richtigen Maß an Sport lassen sich die größten Risiken fürs Herz reduzieren.

Herzerkrankungen sind in der heutigen Zeit weitverbreitet und die häufigste Todesursache in Deutschland. Etwa 90 Prozent aller Infarkte gelten als Folge eines ungesunden Lebensstils mit schlechter Ernährung und zu wenig Bewegung. Dabei ließe sich ein Großteil der Todesfälle relativ leicht vermeiden: Körperliche Anstrengung ist die beste Prophylaxe gegen verschiedene Erkrankungen des Herz-Kreislauf-Systems. Denn wenn wir uns bewegen, schlägt das Herz häufiger. Es pumpt mehr Blut in den Körper, der Herzmuskel wird gestärkt, die Atmung und die Versorgung der Zellen mit Vitalstoffen verbessern sich und damit steigt auch die Schlagkraft des Immunsystems.

Die Durchblutung verbessern

Das gesamte menschliche System aus Herz, Kreislauf und Lunge hat die Aufgabe, alle Organe, Gewebe und das Gehirn mit Nährstoffen und Sauerstoff zu versorgen. Jede Bewegung aktiviert diese Mechanismen. Wenn wir tiefer atmen, nehmen wir mehr Sauerstoff auf. Der ist an fast allen Vorgängen im Körper beteiligt und unverzichtbar für die Zellen. Nicht zuletzt hängen auch unsere Konzentrationsfähigkeit und das Denken davon ab. Bereits bei einem 20-minütigen Spaziergang steigt die Durchblutung des Gehirns um bis zu 30 Prozent.

Bluthochdruck trifft jeden Zweiten

Mit dem Älterwerden tritt Bluthochdruck (Hypertonie) fast automatisch auf. Jeder zweite Deutsche über 60 Jahre ist davon betroffen. Bei den 70- bis 79-Jährigen haben drei von vier Menschen einen zu hohen Blutdruck. Das liegt daran, dass es im Laufe des Lebens auch bei gesunden Menschen in den Blutbahnen zu Ablagerungen kommt. Die Gefäßwände verlieren an Elastizität und werden dicker. Das Blut fließt schlechter hindurch. Das Risiko für Herz-Kreislauf-Erkrankungen nimmt zu. Das Gefährliche daran: Die Krankheit schreitet langsam fort. Am Anfang merken wir ziemlich lange nichts davon. Treten erste Symptome wie Kopfschmerzen, Atemnot bei Belastungen, Schwindel oder Schlafstörungen auf, ist die Hypertonie schon weit fortgeschritten. Beim Blutdruck werden zwei Werte gemessen: Der obere, systolische Wert (wenn sich das Herz zusammenzieht und Blut ausstößt) und der untere, diastolische Wert (wenn sich das Herz mit Blut füllt). Optimal sind Werte von systolisch < 120 mmHg und diastolisch < 80 mmHg, Normalwerte liegen im Bereich von systolisch 120–129 mmHg und/oder diastolisch 80–84 mmHg, als hochnormal gelten Werte von systolisch 130–139 mmHg und/oder 85–89 mmHg. Hypertonie beginnt bei systolisch 140 mmHg und/oder diastolisch 90 mmHg und wird je nach Schwere in Grad 1 bis 3 eingeteilt.

Risiken mit dem Arzt besprechen

Um zu wissen, wo Sie stehen, sollten Sie Ihren Blutdruck kennen. Er wird mit einem oberen (systolisch) und einem unteren (diastolisch) Wert gemessen. Grundsätzlich gilt ein systolischer Wert unter 120 mmHg und ein diastolischer unter 80 mmHg als optimal. Für ältere Menschen ab etwa 60 Jahren sind aber auch etwas höhere Werte (bis maximal 150 mmHg) akzeptabel, solange keine anderen Erkrankungen oder Risikofaktoren vorliegen. Das sollte jeder genau mit seinem Arzt besprechen.

Die beste natürliche Therapie

Bluthochdruck gilt heute nicht nur als Alters-, sondern auch als Zivilisationskrankheit. Er wird deshalb auf zwei Ebenen behandelt. Zum einen gibt es wirksame Medikamente zum Blutdrucksenken, zum anderen hilft ein gesunder Lebensstil. Das funktioniert bis ins hohe Alter. Die beste natürliche Therapie: eine ausgewogene vollwertige Ernährung mit wenig Salz und viel Bewegung. Wenn das nicht wirkt, kommen verschiedene Medikamente infrage, die den Blutdruck langsam und kontrolliert senken.

Medikamente mit Nebenwirkungen

Bei der Einnahme von Medikamenten zur Blutdrucksenkung muss man allerdings mit Nebenwirkungen rechnen. So wirken zum Beispiel ACE-Hemmer über das Hormonsystem und ziehen bei einigen Patienten Hautausschläge, Reizhusten und Geschmacksstörungen nach sich. Die sogenannten Diuretika wirken über die Nieren auf den Blutdruck und lösen – vor allem, wenn man zu wenig trinkt – in manchen Fällen Mundtrockenheit, Muskelschwäche und Verwirrtheit aus. Betablocker verlangsamen den Herzschlag und können zu Atemproblemen führen, während Kalzium-Antagonisten die Gefäße weiten. Hautausschläge, geschwollene Knöchel oder Herzklopfen zählen zu den Nebenwirkungen.

Sport hält die Gefäße elastisch

Wenn sich Fett, Kalk oder Blutgerinnsel an den Innenwänden der Gefäße ablagern, wird es in den Adern enger und das Blut fließt schlechter hindurch. Es kommt zu Arteriosklerose, umgangssprachlich Gefäßverkalkung. Das Risiko für Gefäßverschlüsse steigt – manchmal mit tödlichen Folgen wie Herzinfarkt, Schlaganfall oder Nierenversagen. Wer sich regelmäßig bewegt, beugt vor, denn Sport hält die Gefäße elastisch und verhindert, dass sich schädliche Stoffe an den Wänden festsetzen.

TIPP

Hilfreiche Herzsportgruppen

Wenn das Herz nicht mehr hundertprozentig fit ist, sind die Sorgen meist groß. Kann ich überhaupt trainieren? Wenn ja, wie viel? In solchen Fällen ist es ratsam, in einer sogenannten Herzsportgruppe zu trainieren. Die werden in Reha-Kliniken, Sportvereinen oder Gesundheitszentren angeboten. Fragen Sie Ihren Hausarzt nach einer Überweisung.

MEHR ENTSPANNUNG, WENIGER STRESS

Beim Thema Stress können Sie durch Bewegung gleich zwei Fliegen mit einer Klappe schlagen. Vor allem Ausdauersport ist hilfreich und trägt dazu bei, dass ungesunde Stresshormone abgebaut werden und Glücksgefühle sich breitmachen.

„Sport? Nein danke. Das ist für mich Stress. Davon habe ich sonst schon genug.“ Viele Menschen denken bei Bewegung an Überforderung, Zeitdruck und Anstrengung – kurzum an Stress. Doch eigentlich bewirkt Sport das Gegenteil: Er entspannt und hilft gegen Stress. Vielleicht kennen Sie das gute Gefühl, etwas geschafft zu haben und angenehm erschöpft zu sein, bisher nur von anderen Tätigkeiten? Dann wird es Zeit, die Freude an körperlichen Aktivitäten zu entdecken.

Sorgen rücken in den Hintergrund

Bewegung tut nicht nur körperlich gut, sondern macht auch selbstbewusst („Ich habe etwas geleistet, ich darf stolz sein“). Das ist die eine Seite der Medaille. Die andere zeigt sich im Gefühl „Mein Kopf ist frei geworden“. Denn während man sich bewegt, rücken Sorgen in den Hintergrund. Körperliche und psychische Abläufe verzahnen sich vor allem bei Stress eng. Zum Hintergrund: Unser Körper reagiert auf Belastungen zunächst mit Stress. In kürzester Zeit werden große Mengen an Stresshormonen ausgeschüttet, um den Organismus sofort zu Höchstleistungen zu bringen. Der Blutdruck steigt, das Herz schlägt schneller, wir fühlen uns wach und aufmerksam. So konnten unsere Ahnen bei Bedrohungen schnell reagieren und hatten Kraft für den Kampf oder zur Flucht. Dann kamen sie zur Ruhe, die Stresshormone bauten sich wieder ab.

TIPP

Gemeinschaftsgefühl macht stark
Wenn es Ihnen schwerfällt, allein loszulegen, suchen Sie sich Gleichgesinnte, indem Sie zum Beispiel im Verein trainieren. Zum einen motivieren verbindliche Termine zum Dranbleiben, zum anderen kann das Gemeinschaftsgefühl beflügeln, Verspannungen lösen und Stress „puffern“. Dabei sollte der Spaß im Mittelpunkt stehen und keine Leistungsvergleiche mit Wettkampfcharakter. Besonders gut gegen Stress ist Ausdauersport wie Walken, Radfahren, Laufen oder Schwimmen.

Stresshormone gezielt abbauen

Wenn wir heute überwiegend sitzende Tätigkeiten ausüben oder abends auf der Couch entspannen, passiert das nicht. Bei Ärger, Überforderung oder Zeitdruck bleibt der Stresspegel dauerhaft hoch, und das schadet der Gesundheit. Das Immunsystem wird geschwächt, Zivilisationskrankheiten nehmen zu. Wir schlafen schlecht und fühlen uns tagsüber müde. An dieser Stelle kommt die Heilkraft der Bewegung ins Spiel. Sport trägt dazu bei, dass der Körper Hormone hochfährt, die den Stress abbauen, und gleichzeitig Glückshormone (Serotonin, Endorphine) freisetzt.

LAUFEN FÜR DIE GUTE LAUNE

Leichte Depressionen, Niedergeschlagenheit, innere Leere – wenn es uns nicht gut geht, ist Bewegung ein relativ sicherer Weg, um aus dem Stimmungstief herauszukommen. Studien beweisen: Sport kann ähnlich wirksam sein wie Medikamente oder Psychotherapien.

Etwa jede vierte Frau und jeder achte Mann leidet im Laufe des Lebens an Depressionen. Ob jung oder alt – die Symptome wie Antriebslosigkeit, Rückzug in die eigenen vier Wände und das Gefühl, sich über nichts freuen zu können, sind ähnlich. Nach Angaben der Weltgesundheitsorganisation hat sich die Zahl der Erkrankten in den letzten Jahren weltweit erhöht, vor allem bei den 55- und 74-Jährigen ist sie überdurchschnittlich hoch. In vielen Fällen hilft mehr Bewegung.

Mehr Glückshormone

Kann man Depressionen davonlaufen? Das funktioniert tatsächlich– zumindest bei leichten Depressionen und vorübergehender Niedergeschlagenheit. Denn wenn wir körperlich aktiv sind, werden neue Nervenzellen gebildet, die stimmungsaufhellende Botenstoffe wie die Glückshormone Dopamin und Serotonin ausschütten. Gleichzeitig wird das Stresshormon Cortisol gesenkt. Wir fühlen uns glücklicher.

Gut fürs Selbstbewusstsein

Außerdem erleben wir beim Sport, dass wir selbst gesteckte Ziele erreichen. Ein wohltuendes Gefühl, das das Selbstbewusstsein stärkt. Sport mit anderen hilft gegen Einsamkeit und gibt dem Tag eine Struktur. Trainiert man draußen, hellt Sonnenlicht die Stimmung auf, Bewegung im Grünen wirkt beruhigend. Bestenfalls können wir uns auf andere Gedanken bringen und verfallen vielleicht in eine Art Meditation, die von den Problemen ablenkt, die uns umtreiben. Wir fühlen uns nach dem Training ausgeglichener.

Effektiv Stress abbauen

Wer ständig unter Druck steht, neigt eher zu Depressionen, denn Stress fördert ungesundes Verhalten wie schlechte Ernährung oder zu viel Alkohol (siehe auch Seite 56). Deshalb lohnt es sich, auch zum Stressabbau regelmäßig sanft ins Schwitzen zu kommen. Dabei wird der Kopf frei. Und: Wer Sport treibt, schläft tatsächlich besser – und das wiederum hebt die Stimmung.

Ingo Froböse

Wirksame Therapie

In wissenschaftlichen Untersuchungen zeigte sich, dass Bewegung bei leichten Depressionen ebenso wirksam sein kann wie eine Behandlung mit Antidepressiva oder eine Psychotherapie. Mit moderatem Training an drei bis fünf Tagen in der Woche (je etwa 45 Minuten) lassen sich depressive Symptome demnach um 30 Prozent reduzieren. Ausdauertraining, Gymnastik, Achtsamkeitsübungen und Krafttraining erwiesen sich dabei als ideal.

DEMENZ VORBEUGEN: FITNESS FÜR DEN KOPF

Wer Sport treibt, ist im Vorteil. Regelmäßiges Training hält das Gehirn länger leistungsfähig. Schon ein Spaziergang verbessert die Durchblutung. Noch effektiver ist mehr Sport. Auch Demenzkranke profitieren von körperlichen Aktivitäten.

Das Gedächtnis wird schlechter. Es fällt uns schwerer, über längere Zeit konzentriert zu bleiben und uns zu orientieren. Das Reaktionsvermögen wird langsamer – mit zunehmendem Alter lassen viele kognitive Fähigkeiten nach. Das Wort „Demenz“ beschreibt einen Zustand, in dem das Denken nur noch eingeschränkt funktioniert. Mehr als 1,5 Millionen Menschen sind in Deutschland von Demenz betroffen, zwei Drittel von ihnen haben Alzheimer. Die Tendenz ist steigend. Bis zum Jahr 2050 wird sich die Zahl der Menschen mit altersbedingter Demenz wahrscheinlich verdoppeln. Heilen lässt sich die Krankheit nicht. Doch es gibt Möglichkeiten, das Fortschreiten zu verlangsamen oder aufzuhalten.

Ausdauersport ist ideal

Zwischen den ersten Anzeichen und der Zeit, in der man dauerhaft auf Hilfe angewiesen ist, vergehen viele Jahre, in denen sich einiges tun lässt. Neuen Studien zufolge wirkt vor allem Sport in der zweiten Lebenshälfte vorbeugend. Mehrere Untersuchungen zeigten, dass diejenigen, die von ihrem 50. Lebensjahr an keinen Sport mehr treiben, im Durchschnitt früher an Demenz erkranken als die, die sich bis ins Alter aufraffen. Wissenschaftler erklären das damit, dass unter anderem der Stressabbau gefördert wird (siehe auch Seite 22). Vor allem Ausdauersport hat sich als ideal erwiesen. Wer dreimal in der Woche etwa 30 Minuten aktiv ist, erkrankt seltener als ein Bewegungsmuffel. Auch weniger wirkt: Schon ein Spaziergang verbessert die Durchblutung des Gehirns und damit die kognitiven Fähigkeiten.

Verbesserte Lebensqualität

Neben Ausdauersport eignet sich auch anderer Sport, etwa Gymnastik mit Muskelaufbautraining. Yoga fördert die Entspannung und das Selbstbewusstsein, Tanzen regt die grauen Zellen an. Prinzipiell gilt: Alles, was die Durchblutung verschlechtert, fördert das Risiko, an Demenz zu erkranken. Dazu gehören Rauchen, Bluthochdruck, erhöhte Blutfette und Diabetes. Auch wer im Laufe seines Lebens unter Ängsten oder Depressionen leidet, ist häufiger von Demenz betroffen. Kommen ängstliche oder depressive Menschen regelmäßig ins Schwitzen, lässt sich das Risiko senken – und zwar auf das Niveau von Sportlern ohne seelische Probleme. Wer bereits an Demenz leidet, profitiert ebenfalls: Bewegung hebt die Stimmung, verbessert das Gedächtnis und die Orientierung, stärkt die noch vorhandenen Fähigkeiten und erhöht die Lebensqualität.

Ausdauersport ist ideal.

STARKES IMMUNSYSTEM: TRAINING FÜR DIE ABWEHRKRÄFTE

Bewegung bringt die körpereigene Abwehr auf Zack, denn wenn der Organismus besser mit Sauerstoff versorgt wird, kann er schneller reagieren und Angreifer effektiver bekämpfen. Deshalb gilt: Sport ist wie eine Impfung fürs Immunsystem.

Unser Immunsystem ist permanent im Einsatz. Unterschiedliche Organe, Zelltypen, Botenstoffe und Moleküle sorgen dafür, dass potenzielle Angreifer wie Viren, Pilze oder Bakterien draußen bleiben beziehungsweise bekämpft werden. Sind wir gesund, merken wir das kaum – die Abwehr macht ihre Arbeit und alles ist gut. Je besser das System funktioniert, desto seltener werden wir krank. Doch leider verliert das System mit dem Älterwerden seine Power. Von den über 65-Jährigen sind mehr als die Hälfte chronisch krank und damit besonders gefährdet.

Nützliche Killerzellen aktivieren

Sport kann auch in diesem Bereich viel bewirken: Bewegung regt das Immunsystem durch ein großes Plus an Sauerstoff an, aktiver zu werden, und kann die Leistungsfähigkeit der Abwehr verdoppeln. Antikörper bilden sich schneller und zugleich werden mehr weiße Blutkörperchen und stärkere Killerzellen aktiviert. Der Organismus kann sich effektiver gegen Krankheitserreger wehren. Wer regelmäßig Sport treibt, wird im Durchschnitt seltener krank.

Outdoor-Sport im richtigen Maß

Optimal ist eine Mischung aus Ausdauer-, Muskel- und Koordinationstraining. Der Ausdaueranteil sollte dabei etwa 70 Prozent betragen. Bei Sport im Freien profitiert der Körper zusätzlich vom Sonnenlicht (siehe Tipp). Wichtig: Übertreiben Sie es nicht. Wer sich überfordert, riskiert das Gegenteil – wird der Körper durch zu anstrengendes Training gestresst, schwächelt das Immunsystem.

TIPP

Das können Sie noch tun

- *Achten Sie auf eine gesunde, ausgewogene Ernährung (siehe Seite 54).*
- *Achten Sie auf Ihr Gewicht, reduzieren Sie Übergewicht (siehe Seite 29).*
- *Schlafen Sie ausreichend, also sieben bis acht Stunden jede Nacht.*
- *Kälte (z. B. Dusche) und Wärme (Sauna) regen die Durchblutung an und aktivieren die Abwehrzellen.*
- *Sonnenlicht stärkt das Immunsystem, denn der Körper bildet dann Vitamin D, das eine wichtige Rolle bei der Aktivierung von Abwehrzellen spielt. 10 bis 15 Minuten Sonne reichen.*
- *Beim Waldspaziergang sinken Blutdruck, Puls und Stresshormone. Bäume sondern als Abwehrstoffe gegen Insekten Terpene ab, die auch das menschliche Immunsystem anregen.*

SO KOMMT DER DARM IN SCHWUNG

Bewegung hält auch die Verdauung auf Trab. Alles, was wir essen, wird besser verarbeitet und schneller weitertransportiert, wenn die inneren Organe gut durchblutet sind. Je aktiver Sie werden, desto besser ist es für den Darm.

Bücken, strecken, gehen, laufen – der Darm hat sehr viel davon, wenn wir uns bewegen. Denn mit dem Alter nehmen Darmbewegungen ab. Das ist ein Teil des Alterungsprozesses, der sich zum Glück ein wenig aufhalten lässt, indem wir körperlich aktiv bleiben. Immer wenn sich die Muskeln zusammenziehen und wieder entspannen, ist das wie eine Massage für die inneren Organe, die auch ausgleichend auf das Nervensystem wirkt. Jede Bewegung regt Magen und Darm dazu an, ihre Arbeit zu erledigen, und hilft damit zum Beispiel, Verstopfung zu verhindern. Umgekehrt gilt: Wer sich kaum bewegt, neigt eher zu Blähungen und Verstopfung.

Völlegefühle und Verstopfung

Das hat ungesunde Folgen, denn wenn der Nahrungsbrei zu lange braucht, um verdaut zu werden, bleiben schädliche Stoffe länger im Darm. Dabei werden ihm mehr Salze und Wasser entzogen. Die Konsistenz verändert sich, der Stuhl wird härter und verursacht Völlegefühle, Bauchschmerzen oder kann schlimmstenfalls sogar zu chronischer Verstopfung (Obstipation) führen. Wenn sich Gewebeflüssigkeit staut, kann das erhöhte Insulinwerte und Übergewicht fördern. Nicht auszuschließen ist, dass sich auch Hämorrhoiden oder Ausstülpungen an den Innenwänden (Divertikel) bilden. Bewegungsmangel führt auf diesem Weg möglicherweise sogar zu Darmtumoren.

Ballaststoffreiche Lebensmittel

Neben Bewegung spielt die Ernährung eine wichtige Rolle für eine gute Verdauung. Vor allem Ballaststoffe und Flüssigkeit tragen dazu bei. Ob aus Obst, Gemüse, Vollkornprodukten, Hülsenfrüchten, Nüssen oder Samen – essen Sie oft ballaststoffreiche Lebensmittel. Wenn Sie das nicht gewohnt sind, sollten Sie langsam damit anfangen, um Blähungen zu vermeiden. Trinken Sie außerdem mindestens eineinhalb Liter Wasser täglich – und zwar gut verteilt über den Tag.

TIPP

Darm anregen zwischendurch

- *Legen Sie sich auf den Rücken und machen Sie mit den Beinen Radfahrbewegungen in der Luft.*
- *Ziehen Sie die Knie in Rückenlage eng an den Körper und umfassen Sie sie mit den Armen. Schaukeln Sie dann leicht hin und her.*
- *Stellen Sie die Beine in Rückenlage leicht angewinkelt auf. Massieren Sie den Bauch mit der flachen Hand in leicht kreisenden Bewegungen.*
- *Trinken Sie gleich nach dem Aufstehen ein bis zwei Gläser Wasser. Das regt Stoffwechsel und Verdauung an.*

STOFFWECHSEL: SO BLEIBT ER EFFEKTIV

Stoffwechsel gut, alles gut. So könnte man zusammenfassen, wie wichtig ein funktionierender sogenannter Metabolismus für die Gesundheit ist. Unser Stoffwechsel ist der zentrale Schlüssel für ein langes Leben, der sich prima beeinflussen lässt.

Stoffwechsel? Das klingt erst einmal recht abstrakt. In der Wissenschaft spricht man von Metabolismus. Mit diesem Begriff kann allerdings kaum jemand etwas anfangen. Leichter wird's, wenn Sie sich die chemischen und physikalischen Prozesse im gesamten Organismus wie die Arbeit eines körpereigenen Chemielabors vorstellen. Dort läuft alles zusammen, was mit der Umwandlung von Stoffen in den Zellen zu tun hat. Dazu gehört die Verwertung von Nahrung, die Veränderung verschiedener Substanzen, ihr Transport, die Energiegewinnung und alles, was die Körperfunktionen aufrechterhält.

Zellen erneuern sich ständig

Je besser der Metabolismus funktioniert, desto gesünder sind und bleiben wir. Damit wir überhaupt leben können, müssen unsere Zellen sich ständig erneuern und dabei möglichst wenig Fehler machen. Enzyme und Hormone regeln die Um- und Abbauprozesse aller Inhaltsstoffe, die wir über die Nahrung aufnehmen. Kommt es dabei zu Störungen, weil der Stoffwechsel aus dem Gleichgewicht gerät, können weitverbreitete Krankheiten wie Diabetes Typ 2, Schilddrüsenerkrankungen oder Gicht die Folge sein.

Das Geheimnis der Muskelkraft

Wir können viel dafür tun, damit der Stoffwechsel rundläuft. Bewegung spielt dabei eine wichtige Rolle. Wenn Nährstoffe aufgespalten werden, damit der Organismus sie verwenden kann, spielen die Mitochondrien, also die Kraftwerke der Zellen, eine besondere Rolle. Ihre Anzahl wächst, wenn wir viel Energie verbrauchen. Wer sich viel bewegt und dadurch starke Muskeln und eine gute Ausdauer hat, profitiert auch von einem verbesserten Stoffwechsel.

Einfache Maßnahmen helfen

Neben Bewegung spielt in unserem Lebensstil eine gesunde Ernährung (siehe Seite 54) eine Schlüsselrolle. Dazu gehört auch, genug zu trinken, damit das Blut gut fließen kann. Gönnen Sie sich außerdem Massagen oder Saunagänge. Beides regt die Durchblutung an und fördert die innere Reinigung. Regelmäßiger und ausreichender Schlaf ist ebenso wichtig, da dieser zum Beispiel dazu beiträgt, den Zuckerstoffwechsel im Gleichgewicht zu halten. Der Baustoffwechsel, der für den Zellaufbau und Zellreparaturen zuständig ist, arbeitet nachts auf Hochtouren.

TIPP

Was der Stoffwechsel nicht mag

- *Crashdiäten*
- *Dauersitzen*
- *Zucker, Weißmehl*
- *Snacken*
- *Schicht- und Nachtarbeit*

DIABETES: LAUFEN GEGEN DIE ZUCKERKRANKHEIT

Mit dem Alter wächst die Gefahr, Diabetes Typ 2 zu entwickeln. Bewegung kann die Krankheit verhindern, hinauszögern und lindern. Wenn eine Änderung des Lebensstils gelingt, kommt man bestenfalls wieder ohne Medikamente aus.

Meist tritt die „Zuckerkrankheit" in der zweiten Lebenshälfte als Diabetes mellitus Typ 2 auf. Das durchschnittliche Alter von Frauen liegt bei 61 Jahren, das von Männern bei 63. Diese weitverbreitete Variante – etwa 95 Prozent aller Diabetespatienten haben den Typ 2 – ist eine typische Zivilisationskrankheit, also eine Erkrankung, die zum Großteil auf den Folgen eines ungesunden Lebensstils beruht. Zu viel zuckerhaltiges Essen, Übergewicht und Bewegungsmangel – das ist die Kombination, die den Insulinstoffwechsel nachhaltig stören, zu einer Insulinresistenz und infolgedessen zu einem krankhaft erhöhten Blutzuckerspiegel führen kann. Diabetes Typ 1 hingegen ist eine angeborene Autoimmunerkrankung, die meist schon im Kindes- oder Jugendalter auftritt. Die Betroffenen produzieren kein oder kaum Insulin und sind ein Leben lang auf Medikamente angewiesen.

Dramatische Folgen

Etwa acht Millionen Deutsche leiden derzeit unter Diabetes Typ 2. Die Tendenz ist steigend. Dazu kommt eine hohe Dunkelziffer von Betroffenen, die nichts von ihrer Erkrankung wissen. Die Folgen eines nicht behandelten Diabetes können dramatisch sein: Herzerkrankungen bis zu Infarkt und Schlaganfall, Nierenleiden, Blasenschwäche, Infektanfälligkeit, Sehverschlechterung und schlecht heilende Wunden an Füßen und Beinen gehören dazu.

TIPP

Die richtige Ernährung

- *Bauen Sie Übergewicht ab.*
- *Essen Sie überwiegend pflanzlich, vor allem Gemüse.*
- *Bevorzugen Sie Ballaststoffreiches (Hülsenfrüchte, Vollkornbrot).*
- *Verzichten Sie auf Snacks und essen Sie höchstens drei Mahlzeiten täglich.*
- *Reduzieren Sie Alkohol, Zucker, Fast Food, Fertigessen und verarbeitetes Fleisch.*

Vorbeugen, nachsorgen, heilen

Die gute Nachricht: Diabetes Typ 2 gilt heute als heilbar. Mit der richtigen Ernährung (siehe Kasten) und Bewegung können Sie vorbeugen und nachsorgen, sodass der Organismus wieder sensibel auf das Hormon Insulin reagiert. Die Zellen sind dann erneut in der Lage, Zucker aus der Nahrung aufzunehmen und in Energie umzuwandeln. Optimal ist eine Kombination aus Ausdauer- und Kraftsport. Beim Joggen, Radeln oder Schwimmen gilt: besser drei- bis viermal 30 Minuten in der Woche als einmal mehrere Stunden. Krafttraining sollte zwei- bis dreimal wöchentlich auf dem Programm stehen, denn Muskeln sind echte „Zuckerfresser".

SIND SIE ZU DICK? WIE SIE ÜBERGEWICHT ERKENNEN

Im Best-Ager-Alter nehmen wir leider häufig zu. Vor allem zu viel Fett am Bauch ist ein gesundheitliches Risiko. Mit mehr Bewegung und einer Ernährungsumstellung können Sie gegensteuern.

Kaum hat die zweite Lebenshälfte begonnen, steigt das Gewicht, ohne dass man mehr isst. Das ist nicht nur ein vages Gefühl. Tatsächlich verändern sich in dieser Zeit der Fettstoffwechsel und die Körperzusammensetzung: Die Muskelmasse nimmt ab, der Fettanteil zu. Da Fettzellen weniger Kalorien verbrennen als Muskelzellen, sinkt der Energieverbrauch. Das Gewicht steigt über die Jahre an. 70 Prozent der Männer über 55 und mehr als die Hälfte der Frauen in dieser Altersstufe haben Übergewicht. Besonders gefährlich ist dabei das sogenannte Bauchfett, das sich um die inneren Organe legt. Anders als Fett an Armen oder Beinen produziert und sendet es Botenstoffe, die Entzündungsreaktionen im Körper auslösen können. Das Risiko für Krankheiten wie Diabetes, Herzinfarkt und Schlaganfall steigt erheblich. Um Bauchfett zu erkennen, reicht meist ein Blick in den Spiegel. Genauere Auskunft gibt der Bauchumfang (siehe unten).

Gewicht, Größe, Bauchumfang

Bin ich übergewichtig? Eine Antwort auf diese Frage geben zwei Messmethoden. Für den sogenannten Body-Mass-Index (BMI) teilen Sie Ihr Gewicht in Kilogramm durch Ihre Körpergröße in Metern zum Quadrat. Wenn Sie über 65 sind, liegen Sie mit einer Zahl von 24 bis 29 im Normalbereich. Jüngere sollten unter 25 bleiben. Beispiel: Bei 1,60 Meter und 65 Kilogramm ist Ihr BMI 25,4 (60 kg/1,60 m^2 = 25,4). Da die Methode jedoch nicht den Unterschied zwischen Fett und Muskelmasse berücksichtigt, rutscht ein gut Trainierter leichter ins Übergewicht als jemand, der nichts tut. Hier gibt der Bauchumfang besser Auskunft: Messen Sie die Taille knapp über dem Nabel mit einem Maßband. Maximal 80 Zentimeter (Frauen) und 94 Zentimeter (Männer) sind ideal, ab 88 beziehungsweise 102 Zentimeter ist das Risiko für viele Krankheiten erhöht.

Crashdiäten meiden

Wer mehr als ein paar Kilo abnehmen möchte, sollte seine Ernährung langfristig umstellen und sich gleichzeitig mehr bewegen. Denn Crashdiäten führen häufig zum Jo-Jo-Effekt: Neben Fett wird auch Muskeleiweiß abgebaut. Dadurch sinkt der Grundumsatz – dieser Effekt bleibt bestehen, bis das Muskeleiweiß wieder aufgefüllt ist. Wer dann isst wie vor der Diät, nimmt oft über das Ausgangsgewicht hinaus zu.

Bitte keine Crashdiät!

AKTIV GEGEN KREBS

Leider kann auch der gesündeste Lebensstil die tückische Krankheit Krebs nicht verhindern oder vollständig heilen. Oft ist Krebs einfach Schicksal. Dennoch lohnt es sich, auf eine vernünftige Lebensweise mit viel Bewegung zu achten.

Trotz aller medizinischen Fortschritte ist Krebs nicht auszurotten. Die Weltgesundheitsorganisation (WHO) warnt: Die Zahl der Erkrankungen wird sich bis ins Jahr 2040 verdoppeln. Für Deutschland erwarten Wissenschaftler, dass dann jedes Jahr etwa 600 000 Menschen betroffen sind. Das liegt vor allem daran, dass die Bevölkerung immer älter wird und immer mehr Patienten unter den Folgen eines ungesunden Lebensstils zu leiden haben. Durch die „primäre Prävention" könnten nach Angaben des Deutschen Krebsforschungszentrums (DKFZ) 40 Prozent aller Krebsfälle verhindert werden. Zur primären Prävention gehört: nicht rauchen, kein Übergewicht, körperliche Aktivität, gesunde Ernährung, wenig oder kein Alkohol und „alle Impfungen und Vorsichtsmaßnahmen wahrnehmen, die gegen Krebserkrankungen empfohlen werden".

Bessere Überlebenschancen

Trotz der steigenden Zahlen macht aber eine andere Entwicklung Hoffnung: Obwohl Krebs immer noch eine ernste und schwere Erkrankung ist, werden die Überlebenschancen zunehmend größer. Die medizinische Behandlung hat enorme Fortschritte gemacht. Therapien und Behandlungen sind effektiver. Früherkennungsmethoden und Diagnostik haben sich verbessert und Medikamente wirken effektiver. Möglicherweise wird Krebs in Zukunft eher eine chronische als eine tödliche Krankheit sein.

Heute gilt: Bitte nicht schonen

Rieten Ärzte früher, sich viel und lange zu schonen, so gilt heute: Leichtes Training wird vorbeugend empfohlen, gehört aber auch zu den Rehabilitationsmaßnahmen (immer in Absprache mit dem Arzt) – unter anderem, weil Sport das Immunsystem und die Abwehrzellen stärkt, Muskelschwund entgegenwirkt, den Schlaf verbessert und Ängste reduziert. Bewegung hilft ebenso, die Erkrankungsfolgen und die Nebenwirkungen verschiedener Therapien abzuschwächen. Zudem stärkt sie das Selbstbewusstsein und das Gefühl, dem Schicksal nicht hilflos ausgeliefert zu sein.

TIPP

Das weiß die Wissenschaft

- *10 bis 15 Prozent der Krebsfälle in Europa ließen sich vermeiden, wenn alle sich mehr bewegen würden.*
- *Ausreichende körperliche Aktivitäten können das Risiko, an Darmkrebs zu erkranken, um 40 Prozent senken.*
- *Die Brustkrebsgefahr nach der Menopause verringert sich deutlich, wenn man Sport treibt.*
- *Je aktiver jemand lebt, desto besser sind die Überlebenschancen nach einer Krebserkrankung.*

SO BLEIBT DIE LUNGE GESUND

Eine gesunde Lunge ist lebenswichtig. Mit kleinen Tricks und Training lassen sich die Atemwege frei halten, sodass man auch schwere Lungenkrankheiten besser überstehen kann. Die wichtigste Vorbeugungsmaßnahme lautet aber: Rauchen Sie nicht.

Die Coronapandemie hat das Thema in den Blickpunkt gerückt. Die Angst vor der Lungenkrankheit Covid 19 war und ist groß. Zwar lässt sich eine Ansteckung allein mit Hygiene- und Abstandsregeln nicht hundertprozentig verhindern, doch auch bei den Atmungsorganen gilt: Je besser man vor einer schweren Krankheit in Form ist, desto leichter kommt man durch. Sport gehört zu den wichtigsten Vorbeugungsmaßnahmen für eine gesunde Lunge, denn bei Trainierten enthält das Blut mehr rote Blutkörperchen und kann mehr Sauerstoff aufnehmen. Wenn Sie Sport im Freien betreiben, sollten Sie auf gute Luftqualität achten; also lieber im Wald joggen als neben einer verkehrsreichen Straße.

Die Lunge „altert" sehr früh

Die Lunge nimmt den Sauerstoff aus der Atemluft auf und leitet ihn ins Blut weiter. Gleichzeitig wird schädliches Kohlendioxid aus dem Blut an die Luft abgegeben. Das Organ besteht aus zwei Flügeln, von denen einer etwas kleiner ist, damit das Herz genug Platz hat. Unsere Lunge „altert" früh. Bereits vom 20. Lebensjahr an lässt die Produktion der Lungenbläschen nach. Die Elastizität reduziert sich und das Lungenvolumen wird kleiner. Doch wie schnell das geht, lässt sich beeinflussen. Denn wir können neben Bewegung und Nikotinverzicht einiges tun, um Lunge, Bronchien, Luftröhre und Lungenbläschen zu unterstützen.

Das können Sie selbst tun

- Meistens atmen wir nur relativ flach – vor allem in Stresssituationen. Um Druck abzubauen und die Lunge zu stärken, helfen Atemübungen: Atmen Sie tief durch die Nase ein und durch den Mund aus. Wichtig ist, dass die Phase der Ausatmung doppelt so lang dauert wie die des Einatmens. Vertiefen und verstärken Sie die Ausatmung, indem Sie die Bauchmuskeln anspannen.
- Singen oder das Spielen eines Blasinstruments stärkt die Lunge und hebt die Laune.
- Lüften Sie regelmäßig, damit sich in der Wohnung kein Schimmel bildet, der die Lunge beeinträchtigt.
- Eine gesunde und ausgewogene Ernährung stärkt das Immunsystem und damit auch die Abwehrkraft der Lunge (Ernährung siehe Seite 54).
- Machen Sie Urlaub am Meer. Der Salzgehalt der Luft löst Schleim in den Atemwegen. Direkt am Ufer ist die Salzkonzentration am höchsten.
- Rauchen Sie nicht. Tabakrauch enthält Gifte, und schwere Krankheiten wie Lungenkrebs oder COPD (chronisch obstruktive Lungenerkrankung) sind hauptsächlich aufs Rauchen zurückzuführen. Aufhören lohnt sich jederzeit, denn die Lunge kann sich in gewissem Maß erholen. Stellen langjährige Raucher erst in der zweiten Lebenshälfte das Rauchen ein, lässt sich das Herzinfarktrisiko noch um 40 Prozent mindern.

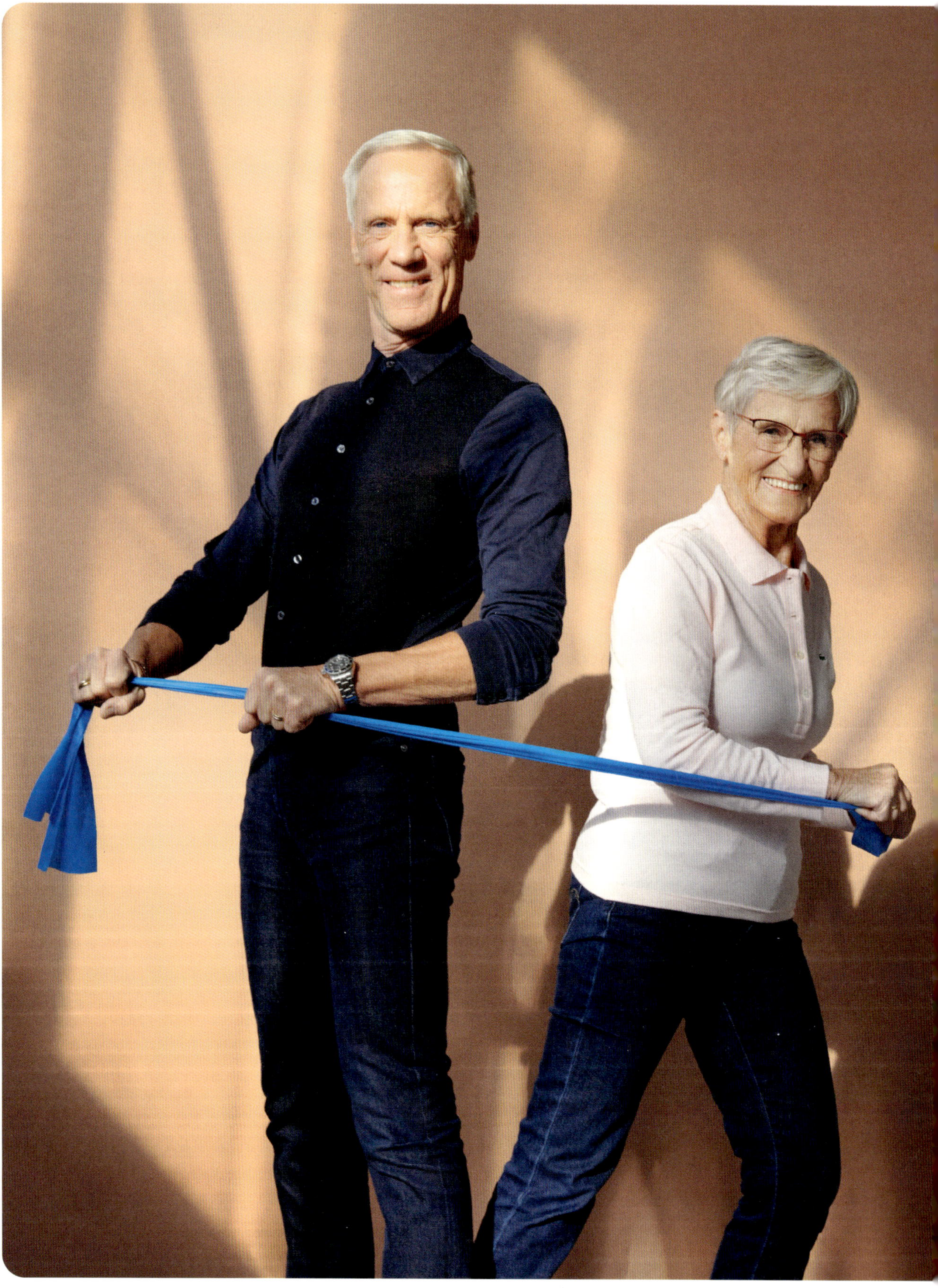

ENDLICH IN SCHWUNG KOMMEN
SO GELINGT DER EINSTIEG

Fitness setzt sich aus verschiedenen Faktoren zusammen, die Sie fürs Training genauso wie für den Alltag brauchen. Es geht um Ausdauer, Kraft, Beweglichkeit und Koordinationsfähigkeit. Wo stehen Sie? Unsere Tests und Checklisten geben Auskunft. Dann rückt die Umsetzung in den Mittelpunkt: Welcher Sport passt zu Ihnen? Wie motiviert man sich? Außerdem geht's um Ihre Lebenseinstellung, die beste Ernährung, ausreichend Schlaf, Erholung, Entspannung und mehr Schwung im Alltag.

CHECKLISTE: WIE GESUNDHEITSFÖRDERND SIND IHRE LEBENSUMSTÄNDE?

Unser biologisches Alter hängt nicht vom Geburtsdatum ab. Damit wir beim Älterwerden gesund bleiben, helfen viele Dinge. Finden Sie mit unserer Checkliste heraus, wie gut Sie aufgestellt sind. Je häufiger Sie Ja ankreuzen, desto besser.

1. Essen Sie jeden Tag Obst und Gemüse?

○ Ja ○ Nein

2. Gehen Sie regelmäßig zu Vorsorgeuntersuchungen?

○ Ja ○ Nein

3. Sind Sie mindestens dreimal in der Woche sportlich aktiv?

○ Ja ○ Nein

4. Fordern Sie sich geistig, indem Sie vielseitige Interessen pflegen?

○ Ja ○ Nein

5. Sind Sie meistens mit Ihrem Leben zufrieden?

○ Ja ○ Nein

6. Sind Sie finanziell gut abgesichert?

○ Ja ○ Nein

7. Schlafen Sie regelmäßig 7 bis 8 Stunden?

○ Ja ○ Nein

8. Trinken Sie nie oder nur sehr selten Alkohol?

○ Ja ○ Nein

9. Haben Sie Normalgewicht?

○ Ja ○ Nein

10. Waren Ihre Eltern bis zum 70. Lebensjahr überwiegend gesund?

○ Ja ○ Nein

11. Haben Sie Aufgaben oder Hobbys, die Sie erfüllen?

○ Ja ○ Nein

12. Sind und waren Sie immer Nichtraucher?

○ Ja ○ Nein

13. Essen Sie nicht mehr als zwei- bis dreimal in der Woche Fleisch?

○ Ja ○ Nein

14. Haben Sie einen normalen Blutdruck?

○ Ja ○ Nein

15. Gehen Sie mindestens eine halbe Stunde am Tag zu Fuß?

○ Ja ○ Nein

16. Haben Sie gute Freunde, mit denen Sie erfreuliche Beziehungen pflegen?

○ Ja ○ Nein

17. Können Sie regelmäßig gezielt entspannen?

○ Ja ○ Nein

18. Sind Sie oft dankbar für Dinge, die Sie erleben?

○ Ja ○ Nein

19. Gelingt es Ihnen meistens, gute Vorsätze auch umzusetzen?

○ Ja ○ Nein

20. Haben Sie mindestens einen Menschen, dem Sie grenzenlos vertrauen können?

○ Ja ○ Nein

21. Mögen Sie Ihr Zuhause?

○ Ja ○ Nein

22. Erleben Sie oft Dinge, von denen Sie sagen: „Darauf freue ich mich"?

○ Ja ○ Nein

23. Können Sie sich selbst helfen, wenn Sie mal ein Tief haben?

○ Ja ○ Nein

24. Gibt es noch selbst gesteckte Ziele, die Sie gerne erreichen würden?

○ Ja ○ Nein

25. Lernen Sie gerne etwas Neues?

○ Ja ○ Nein

BEWEGLICHKEIT: WIE GELENKIG SIND SIE?

Sich schmerzfrei bücken, strecken oder umdrehen – Beweglichkeit gehört zu den bedeutendsten Ressourcen im Alter. Machen Sie mit unserem Test eine kleine Bestandsaufnahme, um herauszufinden, wie gelenkig und flexibel Sie noch sind.

1. Körperrückseite

Stellen Sie sich aufrecht hin. Schließen Sie die Beine und drücken Sie die Knie durch. Nun beugen Sie sich so weit nach unten, wie es geht, und versuchen, mit den Fingerspitzen den Boden zu berühren. Wie weit kommen Sie?

A) Ich erreiche den Boden mit der ganzen Hand oder mit den Fingerspitzen. **3**

B) Etwa in der Mitte der Waden ist bei mir Schluss. **2**

C) Ich komme nur bis zum Knie. **1**

2. Schultern und Arme

Diesen Test können Sie im Stehen oder im Sitzen machen. Versuchen Sie, mit den Fingerspitzen der einen Hand die der anderen hinter dem Rücken zu berühren. Dabei führen Sie den rechten Arm von oben über die Schulter und den linken von hinten über die Hüfte. Gelingt Ihnen das?

A) Ja, meine Fingerspitzen berühren sich. **3**

B) Nein, es fehlen ein paar Zentimeter. **2**

C) Undenkbar, der Abstand beträgt mehr als zwölf Zentimeter. **1**

3. Handgelenk

Winkeln Sie im Stehen oder Sitzen einen Arm an und halten Sie ihn im rechten Winkel fest am Körper. Spreizen Sie alle Finger so weit wie möglich ab. Nun ziehen Sie die Hand nach oben (die Handinnenfläche zeigt dabei von Ihnen weg). Dann beugen Sie die Hand nach unten (die Innenfläche zeigt jetzt zu Ihnen). Schätzen Sie den Winkel, in dem Sie Ihre Handgelenke knicken können. Welchen erreichen Sie?

A) Ich erreiche einen Winkel von 80° bis 85°. **3**

B) Ich erreiche einen Winkel von 45° bis 80°. **2**

C) Ich bleibe unter 45°. **1**

4. Waden

Für diesen Check ziehen Sie die Schuhe aus. Ob barfuß oder mit Socken – stellen Sie die Füße leicht geöffnet parallel nebeneinander. Gehen Sie nun mit aufrechtem Rücken in die Hocke, indem Sie die Kniegelenke langsam beugen. Gelingt es Ihnen, das Gesäß so weit zu senken, dass es tiefer liegt als die Knie, während der Fuß mit der ganzen Sohle auf dem Boden bleibt?

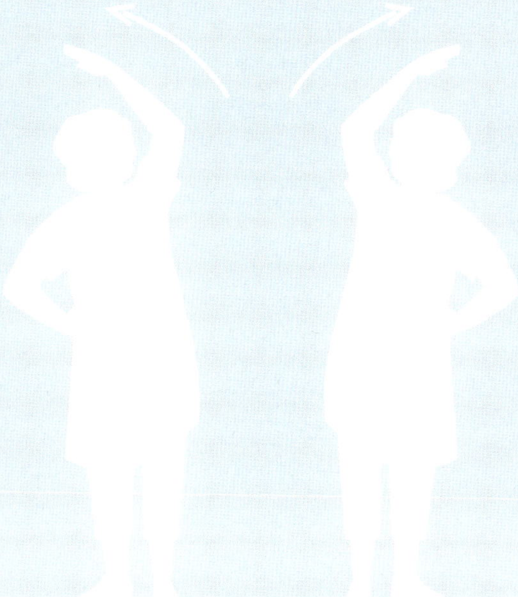

A) Ja, das schaffe ich. 3

B) Ich schaffe das nur, wenn ich die Fersen anhebe. 2

C) Nein, das gelingt mir nicht. 1

5. Hüfte

Legen Sie sich auf dem Boden auf den Rücken. Ziehen Sie ein Bein mit angewinkeltem Knie so weit es geht zur Brust (das andere bleibt lang gestreckt auf dem Boden). Das Knie darf dabei nicht nach außen gedreht werden. Danach ist das andere Bein dran. Wie geht es Ihnen dabei?

A) Ich kann das Knie ohne Probleme bis zur Brust ziehen. 3

B) Ich spüre dabei Schmerzen in der Leistengegend. 2

C) Ich kann die Übung gar nicht ausführen. 1

Auswertung

11 bis 15 Punkte: Toll, Ihre Beweglichkeit ist vorbildlich. Jetzt müssen Sie nur noch dranbleiben und dürfen nicht nachlassen.

6 bis 10 Punkte: Sie sind gut in Form und recht gelenkig. Sehen Sie sich die Testfragen an, bei denen Sie weniger als drei Punkte haben. Bestimmt helfen die Übun gen in diesem Buch Ihnen weiter.

5 Punkte: Etwas mehr Dehnung würde Ihnen sicherlich guttun. Fangen Sie möglichst bald mit gezieltem Beweglichkeitstraining an.

AUSDAUER: HABEN SIE GENUG PUSTE?

Wunderbar, wenn die Dinge, die uns Spaß machen, leicht von der Hand gehen und wir dabei nicht so schnell ermüden. Dafür ist eine gute Ausdauer die beste Voraussetzung. Machen Sie den Test, um herauszufinden, wo Sie stehen.

1. Der Puls

Ermitteln Sie Ihren Ruhepuls (am besten morgens vor dem Aufstehen oder nach einer längeren Pause), indem Sie ihn mit drei Fingern am inneren Handgelenk unterhalb des Daumens ertasten. Zählen Sie, wie oft er in 15 Sekunden schlägt. Nehmen Sie den ermittelten Wert mal vier (also die Schläge pro Minute) und schreiben Sie ihn auf.
Suchen Sie sich eine Stufe und steigen Sie drei Minuten lang jeweils mit einem Bein auf und ab. Also linkes Bein auf die Stufe, rechtes nachziehen, linkes wieder runter, rechtes runter, und so weiter. Nach der Hälfte der Zeit (90 Sekunden) wechseln Sie das Bein.
Danach messen Sie noch einmal 15 Sekunden lang den Puls und ziehen den Ruhepuls vom Ergebnis ab. Was kommt dabei heraus?

A) Weniger als 45 (Männer) bzw. weniger als 55 (Frauen) **3**

B) 45 bis 55 (Männer) bzw. 55 bis 60 (Frauen) **2**

C) Eine Zahl unter 55 (Männer) bzw. unter 60 (Frauen) **1**

2. Die Puste

Stellen Sie eine angezündete Kerze vor sich auf den Tisch. Legen Sie ein Maßband oder einen Zollstock bereit. Aus welcher Entfernung können Sie die Flamme auspusten?

A) Aus einer Entfernung von einem Meter **3**

B) Zwischen einem halben und einem Meter **2**

C) Ich muss die Kerze näher als einen halben Meter an mich heranziehen. **1**

3. Der Gehtest

Für diese Testfragen müssen Sie einen Spaziergang machen. Nehmen Sie eine Uhr mit und messen Sie auf einer möglichst ebenen und geraden Strecke, wie weit Sie in sechs Minuten kommen.

A) Weiter als 1000 Meter **3**

B) 700 bis 1000 Meter **2**

C) Weniger als 700 Meter **1**

4. Treppe hoch

Vor Ihnen liegt ein Treppenhaus. Sie müssen in den dritten Stock. Wie kommen Sie hoch?

A) Drei Treppen schaffe ich gut am Stück. **3**

B) Ich mache auf jeder Etage eine Pause. **2**

C) Ich komme keine Treppe hoch und nehme den Fahrstuhl. **1**

5. Auf dem Rad

Ob draußen auf dem Fahrrad oder drinnen auf dem Heimtrainer – wie lange können Sie in zügigem Tempo (ca. 20 km/h bzw. so, dass Sie sich noch gut dabei fühlen) radeln?

A) Länger als eine Stunde **3**

B) Zwischen einer halben und einer ganzen Stunde **2**

C) Ich fahre nicht mit dem Fahrrad. **1**

Auswertung

11 bis 15 Punkte: Herzlichen Glückwunsch! Sie haben genug Power, um sich nicht so schnell aus der Puste bringen zu lassen. Machen Sie weiter so.

6 bis 10 Punkte: Ihre Kondition ist gut, aber Sie haben noch Luft nach oben. Trainieren Sie regelmäßig, dann werden Sie sich von allein verbessern.

5 Punkte: Sie sollten unbedingt etwas für Ihre Kondition tun. Wichtig ist, dass Sie vorsichtig anfangen und sich nur langsam steigern.

KRAFT: WIE STARK SIND SIE?

Ob im Alltag, beim Sport oder für die Gesundheit – wer Muskeln hat, schafft vieles leichter. Die meisten wissen aber gar nicht, wo sie stehen, wenn es um die eigene Kraft geht. Mit diesem Test finden Sie es heraus.

1. Beinmuskeln

Setzen Sie sich mit dem Gesäß auf die vordere Kante eines Stuhls. Die Füße stehen parallel nebeneinander mit der ganzen Sohle auf dem Boden. Die Beine sind hüftbreit geöffnet. Ober- und Unterschenkel bilden einen rechten Winkel. Stehen Sie mit Kraft ohne Schwung auf. Wie oft schaffen Sie das in einer halben Minute?

A) Mehr als 17-mal (Frauen) bzw. mehr als 21-mal (Männer) — **3**

B) 15- bis 17-mal (Frauen) bzw. 19- bis 21-mal (Männer) — **2**

C) Weniger als 15-mal (Frauen) bzw. 19-mal (Männer) — **1**

2. Bauchmuskeln

Legen Sie sich mit leicht angewinkelten Beinen auf den Rücken. Die Füße stellen Sie hüftbreit auf. Führen Sie die Hände an die Ohren, die Ellenbogen zeigen nach außen. Heben Sie Oberkörper und Kopf hoch, die Schulterblätter bleiben am Boden. Wie oft schaffen Sie das?

A) Mehr als 10-mal — **3**

B) 5- bis 10-mal — **2**

C) Weniger als 4-mal — **1**

3. Rückenmuskeln

Für diesen Test legen Sie sich mit gestreckten, leicht geöffneten Beinen auf den Bauch. Die Arme strecken Sie nach vorne. Nun heben Sie die Arme und den Kopf und gleichzeitig die Beine leicht an. Wie oft gelingt Ihnen das?

A) Mehr als 20-mal — **3**

B) 11- bis 20-mal — **2**

C) Weniger als 10-mal — **1**

4. Schultern und Arme

Machen Sie einen Liegestütz auf Knien. Die Unterschenkel überkreuzen sich dabei. Der Rücken bleibt gerade. Jetzt beugen Sie die Arme so tief, dass der Oberkörper fast den Boden berührt. Wie viele Wiederholungen können Sie absolvieren?

A) Mehr als 18 — **3**

B) 9 bis 18 — **2**

C) Weniger als 8 — **1**

5. Seitliche Rumpfmuskeln

Legen Sie sich auf die Seite und stützen Sie sich auf dem unteren Arm ab, während Sie die Hüfte heben, bis der Körper eine gerade Linie bildet. Den oberen Arm strecken Sie hoch. Die Fingerspitzen zeigen zur Decke. Wie lange können Sie die Position halten?

A) Länger als 60 Sekunden	3
B) 30 bis 60 Sekunden	2
C) Weniger als 30 Sekunden	1

Auswertung

11 bis 15 Punkte: Sehr gut, Sie sind wirklich stark und dürfen zufrieden sein, wenn Sie auf diesem Kraftlevel bleiben. Natürlich spricht aber nichts dagegen, das Training trotzdem noch zu intensivieren.

6 bis 10 Punkte: Ihre Kraft kann sich sehen lassen, aber es ist noch Luft nach oben. Um mehr Muskeln aufzubauen, müssen Sie mehr tun.

5 Punkte: Bestimmt ahnen Sie es schon. Es steht nicht zum Besten mit Ihrer Kraft. Sie sollten unbedingt Muskelaufbautraining betreiben, denn das hilft Ihnen in vielerlei Hinsicht.

KOORDINATION: WIE GUT IST IHR GLEICHGEWICHTSSINN?

Das Gleichgewicht halten, sich orientieren, Situationen angemessen abschätzen und rechtzeitig richtig reagieren – all das gehört zur Koordinationsfähigkeit, die lange erhalten bleiben sollte, damit es nicht zu Stürzen kommt. Wie gut sind Sie auf diesem Gebiet?

1. Stehen ohne Sehen

Stellen Sie sich barfuß auf den Boden. Schließen Sie die Beine und halten Sie die Arme seitlich, sodass Sie sich ausbalancieren können. Nun machen Sie die Augen zu. Wie lange können Sie so stehen, ohne aus dem Gleichgewicht zu geraten?

A) Länger als 10 Sekunden **3**

B) 5 bis 10 Sekunden **2**

C) Weniger als 5 Sekunden **1**

2. Gleichgewicht halten

Stellen Sie sich barfuß auf den Boden. Mit den Armen können Sie sich ausbalancieren. Dann heben Sie einen Fuß etwa 10 Zentimeter hoch. Wie lange bleiben Sie auf einem Bein stehen, ohne mit dem anderen den Boden zu berühren?

A) Länger als 10 Sekunden **3**

B) 5 bis 10 Sekunden **2**

C) Weniger als 5 Sekunden **1**

3. Arm-Bein-Koordination

Stellen Sie sich aufrecht hin und führen Sie das linke Knie zum rechten Ellenbogen und danach das rechte Knie zum linken Ellenbogen. Halten Sie den Rücken gerade, sodass Sie das Knie jeweils über die Hüfte heben müssen. Wie oft gelingt Ihnen das, ohne ins Wackeln zu geraten? Einmal rechts, einmal links ist ein Durchgang.

A) Mehr als 10 Durchgänge **3**

B) 5 bis 10 Durchgänge **2**

C) Weniger als 5 Durchgänge **1**

4. Alltagscheck

Können Sie sich – stehend auf einem Bein – einen Schuh anziehen, ohne sich dabei anzulehnen oder festzuhalten?

A) Ja, das gelingt mir. **3**

B) Das kann ich nur mit Anlehnen. **2**

C) Nein, das schaffe ich nicht. **1**

5. Geschicklichkeit

Stellen Sie sich mit hüftbreit geöffneten Beinen aufrecht hin. Halten Sie in jeder Hand etwa auf Bauchhöhe ein Paar aufgerollte Socken. Werfen Sie beide Sockenpaare gleichzeitig in die Luft und fangen Sie sie wieder auf. Wie oft gelingt Ihnen das?

A) Mehr als 10-mal **3**

B) 6- bis 10-mal **2**

C) Weniger als 5-mal **1**

Auswertung

11 bis 15 Punkte: Bravo, Sie verfügen über eine sehr gute Koordinationsfähigkeit, die Sie sich noch lange erhalten sollten, indem Sie weitermachen wie bisher.

6 bis 10 Punkte: Ihr Ergebnis ist nicht schlecht, aber Sie können mehr schaffen. Mit gezielten Übungen, wie wir sie Ihnen ab Seite 70 vorstellen, können Sie in kurzer Zeit viel erreichen.

5 Punkte: Nehmen Sie Ihr Ergebnis zum Anlass, sich zu verbessern. Denn das ist dringend nötig, damit es nicht zu Stürzen kommt beziehungsweise Sie sich dabei nicht schwer verletzen. Starten Sie mit unseren Übungen ab Seite 70.

RAUS AUS DEM SESSEL: SO KOMMEN SIE IN SCHWUNG

Sie müssen nicht gleich ein Fitnessjunkie werden, aber ums Aufraffen kommen Sie nicht herum. Sobald die guten Vorsätze gefasst sind, sollten Sie loslegen – auch wenn Ihnen gleich tausend Ausreden einfallen. Hier sind unsere Tipps für Neueinsteiger im fortgeschrittenen Alter.

1. Einstiegshürden niedrig halten

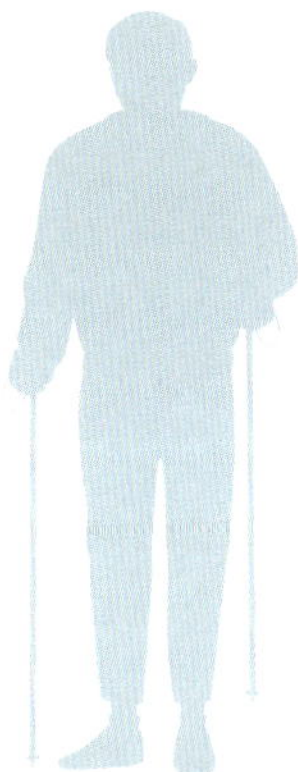

Gleichgültig, mit welcher Form von Bewegung Sie starten, fangen Sie vorsichtig an. Wer sich überfordert, riskiert nicht nur gesundheitliche Probleme, sondern gibt auch schnell wieder auf, weil die Hürden zu hoch sind. Also nicht gleich bis an die Schmerzgrenze gehen, sondern die Belastungen langsam steigern. Dann sehen Sie auch schneller Erfolgserlebnisse.

2. Notfallplan für akute Unlust

Trotz bester Vorsätze werden Sie es nicht immer schaffen, Ihre selbst gesteckten Ziele zu erreichen. Wenn Sie sich einfach nicht aufraffen können, hilft ein kleiner Trick. Gestehen Sie sich Ihre Unlust ein („okay, heute geht's wirklich nicht"), lassen Sie dann aber nicht das ganze Programm ausfallen, sondern machen Sie nur eine Kleinigkeit. Manchmal kommt die Lust auf mehr dabei von allein. Oder Sie haben zumindest nicht das Gefühl, versagt zu haben. Jede Minute Bewegung ist besser als keine.

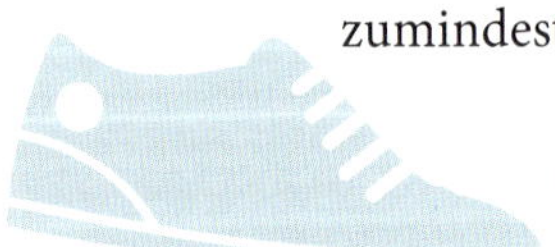

3. Mitstreiter suchen

Wer Geselligkeit mag, sollte nicht allein trainieren. Suchen Sie sich Gleichgesinnte, treten Sie in einen Verein ein oder besuchen Sie Gruppenangebote im Fitnessstudio. Wichtig ist, dass Ihre Mitstreiter etwa auf gleichem Level sind. Erstens macht es mit anderen mehr Spaß. Und zweitens schaffen feste Termine Verbindlichkeit. Man kann die anderen ja nicht hängen lassen, also wird nicht so schnell abgesagt.

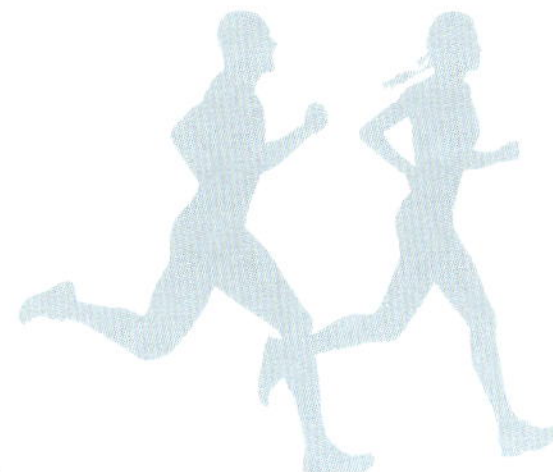

4. Ziel in Etappen zerlegen

Sie erinnern sich noch gerne an frühere Zeiten, in denen Sie leidenschaftlich Sport getrieben haben? Prima, denn wer einmal den Zauber der Bewegung kennengelernt hat, findet später leichter wieder Zugang. Allerdings sollten Sie nicht gleich versuchen, an die Leistungen von damals anzuknüpfen. Zerlegen Sie Ihre Ziele lieber in kleine Etappen. Nehmen Sie sich zum Beispiel vor, erst einmal nur hundert Meter am Stück zu laufen und nicht gleich tausend.

5. Konkrete Aufgaben

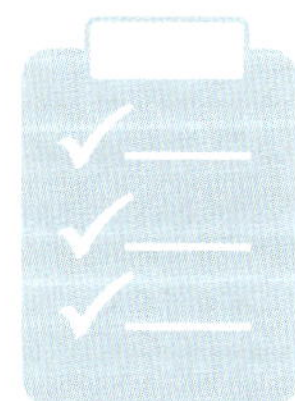

Setzen Sie sich keine allgemeinen Ziele aus der Kategorie „Ich möchte sportlicher werden". Viel besser sind konkrete Taten für eine To-do-Liste, auf der Sie die Trainingstermine notieren und sich genauso daran halten wie an andere feste Aufgaben: Dienstag, 18 Uhr, 30 Minuten im Park laufen. Mittwoch, 8 Uhr, Fitnessstudio.

6. Motivieren mit Musik

Dieses Doping ist ganz legal: Ob im Wohnzimmer oder unterwegs aus dem Kopfhörer – nutzen Sie beim Sport Musik, die Sie mögen. Das motiviert nicht nur, sondern macht auch fitter. Studien mit Marathonläufern und Anfängern zeigten, dass man seine Leistung mit Musik um 15 Prozent steigern kann. Motivierende Melodien heben schon vor dem Sport die Stimmung, sodass das Loslegen leichter fällt.

7. Erfolge aufschreiben

Sind Sie ein leistungsbetonter Mensch? Dann dokumentieren Sie Ihre Erfolge in einem Tagebuch. Notieren Sie Strecken, Zeiten oder Anzahl von Wiederholungen, damit Sie Ihre Steigerungen erkennen und sich darüber freuen können. Probieren Sie Fitness-Apps, die die Dokumentation für Sie übernehmen und die Entwicklung tracken. Übrigens: Es gibt auch gute Motivations-Apps, die an Ziele erinnern, virtuelle Medaillen verteilen oder mit Sinnsprüchen beflügeln.

8. Ausreden vorbereiten

Beim Thema Ausreden sind wir nicht sonderlich erfinderisch. Meist fallen uns immer die gleichen ein. Das Wetter ist schlecht, es kommt etwas dazwischen, wir fühlen uns nicht so gut – bereiten Sie sich mit dem in der Motivationspsychologie bewährten Wenn-dann-Prinzip auf diese Situationen vor: Wenn es draußen regnet, mache ich drinnen Gymnastik. Wenn etwas dazwischenkommt, verschiebe ich mein Work-out. Wenn ich mich nicht anstrengen will, mache ich wenigstens einen Spaziergang.

9. Wunderbare Aussichten

Denken Sie vorm Start schon ans Ende. Das klingt vielleicht etwas merkwürdig, kann aber durchaus motivierend sein. Malen Sie sich das wunderbare Gefühl aus, etwas getan zu haben, angenehm erschöpft und stolz auf die eigene Leistung zu sein, wenn Sie sich nicht aufraffen können. Manchmal gibt genau das den Kick zum Starten.

10. Bitte mit Belohnung

Das gute alte Belohnungsprinzip funktioniert auch bei guten Vorsätzen. Gibt es etwas, das Sie sich wünschen? Eine Tätigkeit, die Sie lieben? Verbinden Sie das mit Ihrem Fitnessprogramm. Erst ein bisschen Gymnastik und dann gucken wir fern. Erst ein paar Kraftübungen machen und dann gibt's Schokolade.

ZU HAUSE ODER IM STUDIO?

Wo soll ich trainieren? Komme ich zu Hause im Wohnzimmer auf der Yogamatte besser in Schwung oder brauche ich Trainer, Gleichgesinnte und Tapetenwechsel? Für beides gibt es gute Gründe. Wägen Sie ab.

Vier Gründe für zu Hause

1. Weniger Ausreden

Ausreden wie „Ups, jetzt habe ich meinen Kurs verpasst" oder „Die Anfahrt ist mir zu umständlich" fallen zu Hause weg. Ob morgens, abends oder zwischendurch: Einmal kurz umziehen und es kann losgehen. Absolut individuelle Trainingszeiten gibt es nur in den eigenen vier Wänden.

2. Keine Kosten

Keine Anmeldegebühren, keine Mitgliedsbeiträge, keinen Ärger über Zahlungen, die anfallen, auch wenn man nichts tut. Wer beim Equipment sparen möchte, macht sein Home-Work-out mit dem eigenen Körpergewicht. Bei Unlust kann man jederzeit aufhören.

3. Saubere Luft

Fenster auf und frische Luft rein. Das geht zu Hause besser als in der Sporthalle. Wer engen Kontakt mit anderen und fremden Schweißgeruch nicht mag, ist in den eigenen vier Wänden am besten aufgehoben.

4. Keiner guckt

Sie trauen sich nicht so recht mit Ihren sportlichen Fähigkeiten unter Leute? Haben Angst vor Zuschauern? Daheim können Sie alles ausprobieren und sicher sein, dass niemand zuguckt.

Vier Gründe fürs Studio

1. Im Team

Hier buchen Sie eine Portion Motivation gleich mit – ob mit Trainern oder Gleichgesinnten zum Anstacheln. Zum Lernen und Ermutigen ist eine Gemeinschaft unschlagbar. Der innere Schweinehund wird schnell klein.

2. Keine Ablenkung

Zu Hause droht häufig Ablenkung. Das Handy bimmelt, Nachrichten kommen rein, in der Küche ist immer was zu tun, die Betten müssen gemacht werden und dann klingelt es an der Wohnungstür? Wer soll da noch zum Sport kommen? Also ab ins Studio.

3. Viel Abwechslung

Sie sind ohnehin den ganzen Tag zu Hause? Da ist jeder Tapetenwechsel willkommen. Das Studio bietet nicht nur Abwechslung in anderem Ambiente. Die Möglichkeiten, Sport zu treiben und etwas Neues auszuprobieren, sind reichhaltig.

4. Sicherheit geht vor

Vor allem Anfänger haben ein geringeres Verletzungsrisiko, wenn sie unter Anleitung von qualifiziertem Trainingspersonal Übungen lernen und ausführen. Dass die Trainer über die Mitgliedsbeiträge bezahlt werden, schafft Verbindlichkeit.

MEHR BEWEGUNG NEBENBEI

Gezieltes sportliches Training ist nicht alles, was Sie für Ihre Gesundheit tun können. Der Körper mag im Prinzip jede Herausforderung und vor allem Abwechslung. Wenn Sie beides möglichst oft in Ihren Alltag einbauen, profitieren Sie gleich mehrfach.

Im Alltag kommen wir nicht darum herum, uns zumindest etwas anzustrengen. Wir müssen einkaufen, Taschen tragen und von einem Ort zum anderen gelangen. Daraus lassen sich kleine Trainingseinheiten machen, die sich auch für alle eignen, die sonst nichts mit Sport am Hut haben.

Treppen nicht links liegen lassen

Wer Treppen am liebsten meidet, sollte sich umgewöhnen. Treppen sind erstklassige Trainingsgeräte, die sich flexibel an die Bedürfnisse ihrer Nutzer anpassen lassen. Umgehen Sie Rolltreppen und Fahrstühle und wählen Sie immer die Stufen. Mit etwas Übung klappt das auch, wenn Sie im vierten Stock wohnen. Es ist alles eine Frage der Gewöhnung. Auf kürzeren Strecken können Sie zwei Stufen auf einmal nehmen, um Ausdauer und Beinmuskulatur effektiver zu stärken. Natürlich gilt auch ohne Treppen: Gehen Sie möglichst viel zu Fuß (siehe auch Seite 48).

Radeln statt Auto fahren

Radfahren ist Sport. Warum also nicht nützliche Alltagstätigkeiten damit verbinden? Wer von der Arbeit nach Hause radelt, hat sein Sportpensum – je nach Entfernung – schon vor Feierabend geschafft. Nehmen Sie nicht nur den sportlichen Aspekt als Motivation: Wer Rad statt Auto fährt, spart nicht nur Benzin, er trägt auch zu einer geringeren Umweltbelastung durch Schadstoffe bei.

Schluss mit Sitzenbleiben

Ob aus beruflichen Gründen, aus Bequemlichkeit oder Gewohnheit – verbringen Sie einen Großteil Ihres Alltags im Sitzen? Das muss nicht sein und führt auf die Dauer zu erheblichen Beschwerden. Entschärfen Sie die Sitzerei, indem Sie immer wieder aufstehen und zum Beispiel beim Telefonieren herumlaufen oder in der Pause spazieren gehen. Wenn das nicht geht, kann es hilfreich sein, öfters mal die Sitzposition zu wechseln.

Gleichgewicht trainieren

Machen Sie sich Mini-Trainingseinheiten zur Gewohnheit, indem Sie wiederkehrende Tätigkeiten mit Sport verbinden. Stellen Sie sich zum Beispiel beim Zähneputzen erst aufs rechte Bein, dann aufs linke. Wenn Sie Ihren Gleichgewichtssinn noch mehr trainieren möchten, schließen Sie dabei die Augen. Mit einem Balanceboard im Badezimmer steigern Sie die Herausforderung.

Hometrainer vor dem Fernseher

Fernsehen ist bequem. Da ist es verständlich, dass wir gerne viel Zeit vor der Flimmerkiste verbringen. Die Ausrede „Ich habe keine Zeit für Sport" gilt nicht, wenn Sie sich einen Hometrainer zulegen und zum Beispiel die ersten zehn Minuten der Lieblingssendung radelnd verbringen – oder den Fernseher erst anmachen, wenn Sie bereits zehn Minuten Training absolviert haben.

DER RICHTIGE SPORT: HAUPTSACHE DRANBLEIBEN

Bewegung ist ein Segen für den ganzen Körper. Je abwechslungsreicher Sie aktiv sind, desto besser. Dabei kommt es nicht so sehr darauf an, welche Sportart Sie betreiben. Viel wichtiger ist es, dass Ihnen Ihr Training Spaß macht. Denn sonst bleiben Sie nicht dran.

Betrachtet man die Vielzahl von Sportarten, die es gibt, erscheinen die Möglichkeiten nahezu grenzenlos. Allerdings ist nicht alles für jeden gleichermaßen gesundheitsfördernd und auch nicht für jedes Alter geeignet. Wer in jungen Jahren viel Sport getrieben hat, neigt vielleicht zum Übertreiben. Deshalb sollten Sie als älteres Semester nicht da anknüpfen, wo Sie vielleicht früher einmal aufgehört haben. Wenn Sie – bestenfalls motiviert durch dieses Buch – in der zweiten Hälfte Ihres Lebens sportlich einsteigen, geht es vor allem darum, einen Sport zu finden, den Sie anfangs mäßig, aber regelmäßig betreiben können. Dabei sollten Sie auf ein paar wichtige Kriterien achten:

1. Macht Ihnen der ausgewählte Sport Spaß?
2. Passt er zu eventuellen Beschwerden?
3. Können Sie ihn im Sommer und im Winter ausüben?
4. Bietet er die Möglichkeit, sanft einzusteigen und sich später zu steigern?
5. Ist der Weg zum Verein oder ins Studio kurz, sodass Sie nicht viel Zeit verlieren und deshalb zu oft absagen?
6. Ist das nötige Equipment schnell zur Hand?
7. Wenn Sie Vorerkrankungen haben, viele Jahre nicht aktiv waren und Ihren persönlichen Fitnesslevel nicht kennen, lassen Sie sich am besten von einem Sportmediziner beraten.

Sehr gut geeignet für ältere Einsteiger sind folgende Sportarten:

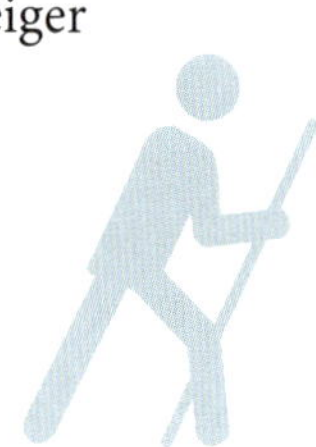

Gehen und Walken

Gehen, walken, laufen – so können Sie sich Schritt für Schritt steigern, wenn Sie die Fortbewegung per pedes zu Ihrem Sport machen. Zum Einstieg eignet sich ein Schrittzähler. Damit bekommen Sie einen Überblick, wie viel Sie tun beziehungsweise tun könnten. Ein geeignetes Ziel zum Einstieg sind mindestens 5000 Schritte täglich. Später sollten Sie 10 000 anpeilen. Danach ist Walken, also schnelles sportliches Gehen, ein ideales Ausdauertraining, bei dem viele Muskeln zum Einsatz kommen. Um die Knie- und Hüftgelenke zu schonen, können Sie mit Stöcken gehen (Nordic Walking) und dabei gleichzeitig Rumpf, Arme, Gleichgewicht und Koordination trainieren. Wenn Sie nicht stark übergewichtig sind und keine Gelenkprobleme haben, ist auch Joggen eine Top-Sportart für die Ausdauer. Pluspunkt: Ob Walken oder Joggen – beides geht auch drinnen auf dem Laufband, lässt sich aber viel schöner draußen in der Natur oder im Park machen. Das ist umweltfreundlich, erholsam und unkompliziert. Um auf Dauer wirklich fit zu werden, sollten Sie drei- bis viermal in der Woche 30 bis 45 Minuten walken. Solange Sie sich dabei unterhalten können, überfordern Sie sich nicht.

WICHTIG:

- Wer Probleme mit Schulter-, Finger- oder Handgelenken hat, sollte lieber ohne Stöcke gehen.
- Achten Sie auf gute Schuhe und locker sitzende Kleidung, damit es nicht zu Scheuerstellen kommt.
- Walkingstöcke müssen die richtige Länge (etwa 70 Prozent der Körpergröße haben), um Verspannungen zu vermeiden.
- Wenn Sie mit dem Joggen anfangen, ist der sogenannte Mittelfußlauf (die Fußsohle setzt vollständig auf den Boden auf) am besten geeignet, da die Belastungen dabei gleichmäßig verteilt werden.

Fitnessgymnastik

Vielseitiger geht es nicht. Ob dehnen, kräftigen, die Koordinationsfähigkeit schulen oder die Bewegungssicherheit verbessern – wenn Sie Fitnessgymnastik machen, können Sie alles in einem Abwasch erledigen, was den Körper in Form bringt. Die Angebote und Schwierigkeitsgrade sind vielfältig und meist in der Nähe zu finden. In Sportvereinen, Fitnessstudios oder privaten Gruppen sind Sie gut aufgehoben. Weitere Vorteile: Gymnastik ergänzt andere Sportarten auf sinnvolle Weise, Sie brauchen keine besondere Ausrüstung und Sie sind auch nicht an feste Zeiten gebunden. Selbst auf Reisen lässt sich im Hotelzimmer eine Matte ausrollen. Optimal ist es, wenn Sie mindestens dreimal in der Woche 15 Minuten Gymnastik machen. Anfänger starten auf niedrigem Niveau und sollten sich nach und nach steigern.

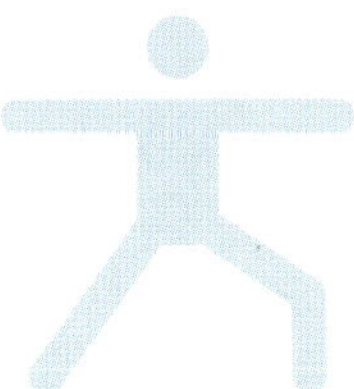

WICHTIG:

- So gut Gymnastik für den Körper ist, als Ausdauertraining ist sie nicht geeignet. Das Durchhalten sollten Sie gesondert trainieren.
- Wenn Sie Anfänger sind, legen Sie besser nicht auf eigene Faust los, sondern lassen sich in Kursen oder von Physiotherapeuten Übungen und Bewegungsabläufe genau zeigen.
- Bei Gelenkproblemen verlegen Sie Ihr Fitnessprogramm am bestens ins Wasser und machen Aquagymnastik.

Radfahren

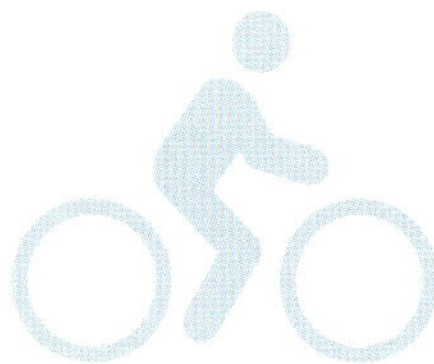

Gelenkschonend die Ausdauer trainieren? Das geht beim Radfahren optimal, denn wenn Sie auf dem Sattel sitzen und kräftig in die Pedale treten, wirkt das Gewicht weniger auf die Knochen. Wer gerne draußen ist, sich aber sonst nicht viel bewegt, hat mit einem Drahtesel den perfekten Begleiter. Denn radelnd lässt sich das Nützliche mit dem Praktischen verbinden. Sie kommen rasch von einem Ort zum anderen, können das Auto stehen lassen und den einen oder anderen Einkauf transportieren. Seit es E-Räder gibt, sind Steigungen keine Ausrede mehr. Die sogenannten Pedelecs sind eine tolle Erfindung für hügelige Regionen, um langsam mit dem Radfahren anzufangen. Sie können elektronische Unterstützung anfordern, wenn es zu steil wird, sollten aber den sportlichen Aspekt nicht außen vor lassen. Zum Einstieg eignen sich möglichst viele Alltagsstrecken. Danach sollten Sie sich langsam auf bis zu 60 Minuten zwei- bis dreimal pro Woche steigern.

WICHTIG:

- Wenn Sie viel fahren, brauchen Sie ein Rad, das genau auf Ihre Größe und Ihre Bedürfnisse abgestimmt ist – setzen Sie sich weder kerzengerade noch mit rundem Rücken aufs Rad. Optimal ist es, wenn Sie mit einer Neigung von etwa 15 Grad zum Lenker sitzen.
- Bei Gleichgewichtsproblemen können Sie ein Dreirad für Erwachsene nutzen.
- Mit zusätzlichen Dehn- und Kräftigungsübungen lassen sich Überlastungen vermeiden.

Schwimmen

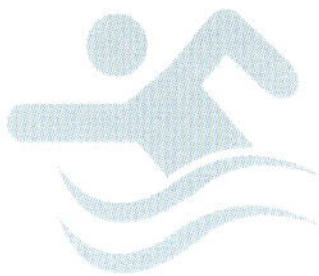

Schwimmen ist gut, um den ganzen Körper gelenkschonend zu bewegen. Auch Menschen mit Arthrose und Übergewicht können dabei in Schwung kommen, ohne die Gelenke zu überlasten. Der Widerstand des Wassers erfordert Kraft. Schwimmen trainiert die Ausdauer und verbraucht mit 300 bis 500 Kalorien pro Stunde viel Energie. Leider kann es leicht zu Fehlhaltungen kommen: Vor allem Brustschwimmen belastet die Halswirbelsäule und kann zu Nackenschmerzen führen. Hängen die Beine zu tief, gerät man leicht ins Hohlkreuz. Bei Knieproblemen sollten Sie auf den typischen Brustbeinschlag mit angewinkelten Beinen verzichten. Der gesündeste Schwimmstil ist Rückenschwimmen.

WICHTIG:

- Gegen Osteoporose hilft Schwimmen nicht, da der dafür notwendige Druck auf die Knochen fehlt.
- Wie bei anderen Wassersportarten ist die Hürde, sich aufzuraffen, relativ hoch. Bis man wirklich im Wasser ist, vergeht einige Zeit, sodass für eine Sporteinheit schnell mal ein halber Tag vorbei ist.
- Bei Herz-Kreislauf-Problemen sollte man unbedingt Rücksprache mit dem Arzt halten und vorsichtig sein, denn Wasserdruck verstärkt den Rückstrom des Blutes aus den Beinen zum Herzen, was ein schwaches Herz überfordern kann.
- Nicht jeder verträgt Chlorwasser. Im Sommer sind Badeseen und das Meer gute Alternativen.

Krafttraining

Mit dem Älterwerden baut der Körper von allein Muskeln ab. Das erhöht unter anderem die Sturzgefahr, macht immobil und kraftlos. Dabei ist ausreichend Kraft die Voraussetzung für die meisten Bewegungsformen. Sie müssen keine großen Muskelberge aufbauen. Es reicht, wenn Sie es schaffen, ein gesundes Maß an Muskelmasse zu erhalten. Dabei schüttet der Körper sogenannte Myokine aus, die viele positive Eigenschaften für den Körper haben, wichtige Organfunktionen regulieren und im Kampf gegen Krankheiten wie Diabetes, Demenz und Herzinfarkt unterstützen (siehe auch Seite 24, 28).

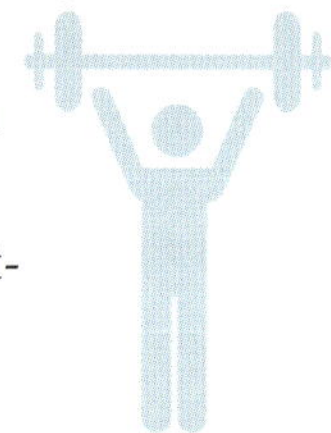

WICHTIG:

- Halten Sie beim Krafttraining nicht die Luft an, da das den Blutdruck erhöht.
- Versuchen Sie nicht, bis zur totalen Erschöpfung durchzuhalten. Auch wenn Sie nicht bis an die Schmerzgrenze gehen, zeigen sich Effekte.

Tanzen

Musik macht gute Laune, und wenn man sich dazu bewegt, ist das Lebensfreude pur. Sie müssen nicht auf die Standardtänze zurückgreifen, die Sie früher mal in der Tanzstunde gelernt haben. Beim Tanzen als Sport geht es eher um Ausdauer, Beweglichkeit und Koordination als um perfekte Schritte. Bewegen Sie sich einfach zur Musik oder lernen Sie leichte Choreografien – zum Beispiel nach Vorbildern im Internet. Sie können dabei vorwärts, rückwärts oder seitwärts gehen, die Arme heben oder die Hände kreisen – Hauptsache, Sie bewegen sich. Diese Form von Tanzen lässt sich individuell an jeden Leistungsstand anpassen. Vielleicht haben Sie auch Lust auf einen Tanzkurs für Senioren – ideal ist das für Paare, die gemeinsam sporteln möchten. Beim Tanzen wird das Zusammenspiel von Muskeln und Nerven besonders gefordert. Außerdem ist Konzentration gefragt. Deshalb wird der Sport auch als Gehirntraining empfohlen.

WICHTIG:

- Meiden Sie schnelle Drehungen, wenn Sie Gleichgewichtsprobleme haben.
- Achten Sie beim Tanzen auf Parkett darauf, dass Sie rutschfeste Schuhe tragen.

Hockergymnastik

Sie sind körperlich zu stark eingeschränkt, um überhaupt Sport zu treiben? Sie haben Schmerzen oder Beschwerden, die Sie davon abhalten, würden aber trotzdem gerne regelmäßig ein bisschen in Schwung kommen? Dann ist die sogenannte Hockergymnastik, also sanftes Training im Sitzen, genau das Richtige für Sie. Denn auch auf einem Hocker, im Sessel, im Rollstuhl oder sogar liegend können Sie Muskeln trainieren, das Herz-Kreislauf-System stärken und die Beweglichkeit verbessern. Diese Form von leichtem Sport lässt sich zu Hause allein oder mit einem Partner durchführen (Übungen finden Sie auf den Seiten 132–137). In einer Gruppe macht es vielleicht noch mehr Spaß, weil man dabei andere Leute trifft und immer wieder neue Anregungen bekommt. Damit es nicht langweilig wird, gibt's Hilfsmittel (zum Beispiel einen Ball) oder auch Tänze im Sitzen.

TIPP

Mit Leidenschaft weitermachen

Wer gerne Tennis spielt, sich auf dem Fußballfeld wohlfühlt oder zu einem Volleyballteam gehört, muss natürlich nicht mit seinem Sport aufhören, nur weil er älter wird. Solange keine Beschwerden auftreten und man sich keinem erhöhten Verletzungsrisiko aussetzt, ist alles in Ordnung.
Selbst Patienten mit Kunstgelenken dürfen und sollten mit Sportarten weitermachen, die sie gut beherrschen. Zum Einstieg sind aber leichtere Sportarten wie Walken, Schwimmen oder Radfahren besser geeignet, da sie weniger Übung erfordern.

Wichtig ist der Spaß beim Training!

SPORT TROTZ BESCHWERDEN? DAS GEHT!

Sie sind chronisch krank, haben Schmerzen oder Beschwerden? Das ist kein Grund, auf Bewegung zu verzichten. Lassen Sie sich nicht entmutigen. Bei zahlreichen gesundheitlichen Problemen ist moderater Sport keineswegs schädlich, sondern sehr hilfreich. Ein bisschen geht immer. Sie dürfen nur nicht übertreiben.

Für manche ist die Kindheit und Jugend die erste und letzte sportliche Zeit. Ob in der Schule oder im Verein – wir sind gerannt, gesprungen, haben an Geräten geturnt, Ball gespielt und sind im Schwimmbad herumgetobt. Dann kam das Erwachsenenleben. Ausbildung, Beruf, Familie, Kinder – das füllte die Tage auch ohne Sportprogramm. Häufig passierte jahrzehntelang gar nichts in Sachen Training und Bewegung. Kommt dann endlich mehr Ruhe und Zeit ins Leben, erscheint es vielen zu spät für den Einstieg. Chronische Krankheiten, Rückenschmerzen, Gelenkprobleme, Kraftlosigkeit, fehlende Ausdauer und die Erkenntnis

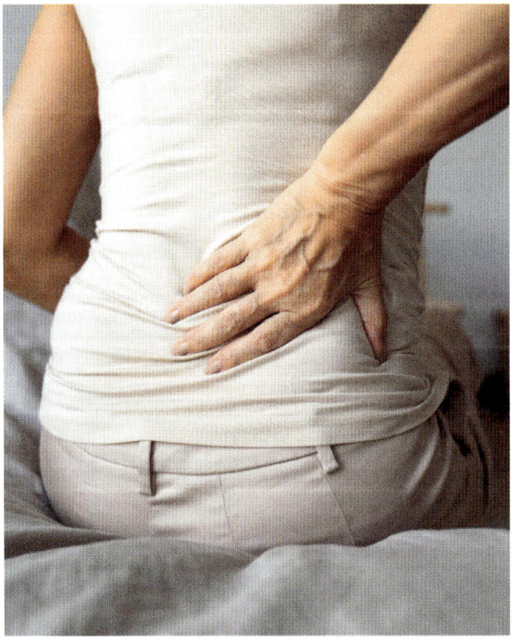

„Ich kann mich einfach nicht aufraffen“ führen dazu, dass man gar nicht erst versucht, etwas zu tun. Dabei ist Bewegung die beste Medizin gegen zahlreiche Beschwerden.

Einstieg mit ärztlichem Rat

Grundsätzlich gilt bei Beschwerden und Vorerkrankungen wie zum Beispiel Asthma, Diabetes, Bluthochdruck oder hohen Blutfettwerten ebenso wie bei starkem Übergewicht und Rauchen: Klären Sie mit Ihrem Arzt, wie stark Sie sich belasten können, und fangen Sie langsam an, bevor Sie Intensität und Dauer steigern. Wenn es Ihnen gelingt, Bewegung zum Teil Ihres Lebens zu machen, können Sie damit manche chronischen Erkrankungen ebenso wirkungsvoll behandeln wie mit Medikamenten. Wer unsicher ist, kann sich einer Sportgruppe anschließen. Je nach gesundheitlichen Problemen sind spezielle Gruppenangebote wie zum Beispiel Herz-, Lungen- oder Diabetessport gut geeignet. Bei Krankheiten wie einem Bandscheibenvorfall, Rheuma, Arthrose, Schulterbeschwerden oder nach einem Schlaganfall zahlen die Krankenkassen den sogenannten Reha-Sport.

Schmerzsignale nicht ignorieren

In vielen Fällen stehen Schmerzen den guten Vorsätzen im Weg. „Mir tut alles weh, wie soll ich denn da noch Sport treiben?“, heißt es dann. Aus verständlichem Grund empfinden wir Schmerzen als negativ und wollen sie vermeiden. Sie zeigen uns, dass etwas nicht stimmt und dass wir etwas verändern müssen, also in der Regel etwas vermeiden, das die Schmerzen verursacht. Das ist auch gut so. Denn wenn wir diese Signale ignorieren, riskieren wir Verletzungen. Wenn wir aber nichts tun, wird es keineswegs besser. Die Warnfunktion der Schmerzen geht nach einiger Zeit verloren. Schonhaltungen schleichen sich ein und verschlimmern das Problem. Sind die Schmerzen erst einmal chronisch geworden, bestimmen sie den Alltag.

Multimodale Schmerztherapie

Spätestens an dieser Stelle kann Bewegung zur Therapie werden. Ein leichter Spaziergang oder einfache Übungen eignen sich als Einstieg. Damit erfahren Schmerzpatienten, dass nicht jeder Schritt wehtut. Beim Sport schüttet der Körper Hormone aus, die nicht nur gute Laune machen, sondern auch schmerzlindernd wirken. Allerdings kommt nicht jeder allein so weit. Dann können Ärzte und Physiotherapeuten mit einer sogenannten multimodalen Schmerztherapie helfen. Dazu gehören Physiotherapie, Massagen, physikalische Maßnahmen, Entspannungsmethoden oder auch alternative Heilverfahren wie Akupunktur. Eventuell lässt sich der Schmerz mit Medikamenten unterdrücken, damit überhaupt Bewegungen möglich werden.

Vorbeugend gegen Kopfschmerzen

Leiden Sie unter Kopfschmerzen? Eine Studie mit Migränepatienten zeigte, dass sich die Qual mit Ausdauersport reduzieren lässt. Moderates Training hat demnach einen heilsamen Effekt, versorgt das Gehirn mit Sauerstoff, fördert die Durchblutung des Nervensystems und aktiviert Schmerzabwehrstoffe. Das gilt allerdings nicht für einen akuten Migräneanfall, sondern nur vorbeugend. Bei Spannungskopfschmerzen kann Bewegung helfen, verkrampfte Muskeln zu entspannen und den Schmerz zu reduzieren.

Ingo Froböse

Fit mit künstlichen Gelenken

Ob Hüfte oder Knie – dass man mit künstlichen Gelenken keinen Sport mehr treiben kann, ist ein weitverbreitetes Vorurteil. Mit einem Kunstersatz lässt sich zwar nicht jede Sportart ausüben, doch das sollte niemanden abschrecken. Denn Bewegung ist auch mit Prothesen nicht nur erlaubt, sondern erwünscht. Hier gilt das Gleiche wie bei Sport mit Arthrose: Meiden Sie schnelle und abrupte Bewegungen, Sprünge und Drehungen und wählen Sie gelenkschonende Sportarten wie Aquagymnastik, Schwimmen (ohne abspreizende Beinbewegungen), Radfahren oder Gehen, die gleichzeitig die Muskeln kräftigen, um das Implantat zu entlasten. Außerdem wachsen künstliche Gelenke besser ein und halten länger, wenn man sich bewegt. Schon vor der Operation sind Kräftigungsübungen ratsam. Nach dem Eingriff und nach einer erfolgreichen Rehabilitation dauert es meist ein paar Monate, bis man in Absprache mit den behandelnden Ärzten wieder Sport treiben kann.

ERNÄHRUNG: SO ESSEN SIE SICH FIT

Mit dem Älterwerden verändert sich einiges im Körper. Darauf können Sie sich einstellen, indem Sie auch in Sachen Ernährung ein paar Dinge ändern. Wenn am Ende eine rundum gesunde Ernährungsform dabei herauskommt, erreichen Sie mehr als nur einen Nebeneffekt. Gesundes Essen hält körperlich und geistig fit, schlank und jung.

Es ist leider so gut wie unvermeidlich. Mit etwa 30 Jahren ist die Aufbauphase des Körpers abgeschlossen – dann geht's oft sprichwörtlich bergab. Wir bewegen uns weniger, der Grundumsatz verringert sich, Muskel- und Sehkraft lassen nach, der Fettanteil erhöht sich, die Knochen werden brüchiger. Zumindest theoretisch. Denn praktisch lässt sich all das nicht nur mit viel Bewegung verzögern, auch die Ernährung beeinflusst, wie schnell und ausgeprägt wir uns verändern. Wer gesund isst, bleibt länger jung.

Was ist eine gesunde Ernährung?

Aber was genau ist eigentlich eine gesunde Ernährung? Im Prinzip ist es nicht schwer, wenn Sie wie der Vollwert-Pionier Werner Georg Kollath (1892–1970) zwischen „Lebensmitteln" und „Nahrungsmitteln" unterscheiden. Lebensmittel sind demnach frische, unverarbeitete Produkte, die alles enthalten, was der Körper braucht, um wichtige Prozesse in Gang zu setzen. Dazu zählen vor allem nährstoffdichte Lebensmittel wie Gemüse, Hülsenfrüchte, Obst, Vollkorn- und Milchprodukte. Nahrungsmittel hingegen kann der Körper zwar zur Energiegewinnung nutzen, sie enthalten aber zu wenige wertvolle Nährstoffe, zu viel Zucker, oft ungesunde künstliche Zusätze und schlechte Fette. Dazu gehören vor allem Fast Food, Süßigkeiten, Fertiggerichte und verarbeitete Produkte.

Selber schonend kochen

„Oh, das ist doch sehr kompliziert", denken Sie vielleicht. Sie können sich aber relativ leicht schrittweise daran gewöhnen, indem Sie etwa erst einmal alle Fertigprodukte aufbrauchen und nicht mehr nachkaufen. Stattdessen kommt dann langsam immer mehr Frisches in die Küche. Ebenfalls wichtig: Kochen Sie selbst, denn nur dann wissen Sie wirklich, was Sie essen. Lernen Sie, vor allem Gemüse schonend zuzubereiten. Also nicht in Fett ertränken, sondern dünsten, dämpfen, bissfest kochen oder kurz im Ofen garen. Beim Salzen sollten Sie sparsam sein. Eine hohe Salzzufuhr erhöht das Risiko für Bluthochdruck und infolgedessen auch für Herz-Kreislauf-Erkrankungen. Würzen Sie dafür mal häufiger mit Kräutern und Gewürzen.

Wenig und vorwiegend vegetarisch

Nicht zu viel und vor allem pflanzlich – diese Formel wirkt wie ein Jungbrunnen auf den Körper. Dies hat sich unter anderem bei sehr alten Menschen auf der japanischen Inselgruppe Okinawa gezeigt. Dort erfreuen sich überdurchschnittlich viele über 80-Jährige, die sich vorwiegend vegetarisch und kalorienarm ernähren, bester Gesundheit, während die junge Generation in Japan, die mit Fast Food und Co. aufwächst, mittlerweile ähnlich früh unter Zivilisationskrankheiten leidet wie wir im Westen.

Sieben wichtige Grundregeln

Um sich gesund zu ernähren, sind meist keine radikalen Veränderungen nötig. Machen Sie sich sieben wichtige Grundregeln zur Devise:

1. *Es gibt jeden Tag viel frisches Gemüse und Obst (3 Portionen Gemüse und 2 Portionen Obst). Auch Hülsenfrüchte wie Erbsen, Linsen oder Bohnen gehören regelmäßig auf den Teller.*

2. *Wählen Sie als Fettquelle hochwertige Pflanzenöle wie Raps-, Oliven-, Lein- oder Walnussöl – diese enthalten viele wichtige einfach und mehrfach ungesättigte Fettsäuren.*

3. *Geht es um Nudeln, Brot, Reis und Co., greifen Sie zu Vollkorn- statt zu Weißmehlprodukten.*

4. *Ihren Eiweißbedarf decken Sie mit Milchprodukten (fettarme Varianten), Eiern, Fisch, Nüssen, Hülsenfrüchten und magerem Fleisch in Maßen (höchstens dreimal in der Woche). Verarbeitetes Fleisch sollten sie meiden. Dazu gehört alles, was durch Salzen, Räuchern, Pökeln oder Fermentieren verändert wurde, zum Beispiel Salami, Würstchen, Schinken oder Fertigburger.*

5. *Reduzieren Sie Ihren Zuckerkonsum so weit wie möglich. Das heißt, dass Sie nicht nur Schokolade, Kuchen, Bonbons und Co. weitestgehend streichen, sondern auch gezuckerte Produkte wie süße Getränke oder gesüßte Fertiggerichte meiden.*

6. *Essen Sie im festen Rhythmus und nicht mehr als drei Mahlzeiten täglich, damit der Körper dazwischen ausreichend Zeit für die Verdauung hat. Verzichten Sie auf Snacks zwischendurch.*

7. *Seien Sie nicht zu streng mit sich. Wenn Sie sich überwiegend an die zuvor genannten Regeln halten, sind Ausnahmen natürlich auch mal erlaubt.*

Beim Fett auf die Qualität achten

Am besten verbinden Sie eine Ernährungsweise mit viel Gemüse gleich mit hochwertigem Fett – zum Beispiel aus pflanzlichen Ölen wie Oliven-, Raps-, Walnuss- oder Leinöl, denn damit bekommen Sie wertvolle Fettsäuren als wichtigen Bestandteil von Zellen, die an der Bildung und Übertragung von Signalen ans Gehirn beteiligt sind. Auch fettreiche Fischsorten (Lachs, Hering, Makrele) liefern gesundes Fett. Sie sind aber aus Umwelt- und Nachhaltigkeitsgründen inzwischen kaum noch zu empfehlen. Die sogenannten Transfette sollten Sie unbedingt meiden. Die sind gesundheitsschädlich und stecken meist in Fertigprodukten, wo sie an Aufschriften wie „pflanzliches Fett, teilweise gehärtet" auf der Zutatenliste zu erkennen sind.

Gesund trinken ohne unnötige Kalorien

Auch das Thema Trinken gehört zur Ernährung, wird aber oft vernachlässigt. Als Faustregel gilt: Trinken Sie ausreichend, das heißt etwa 1,5 Liter täglich. Die Getränke sollten keine unnötigen Kalorien enthalten. Am besten eignen sich Leitungs- oder Mineralwasser und ungesüßter Kräuter- oder Früchtetee. Wer das nicht mag, sollte auf stark verdünnte Obst- oder Gemüsesäfte ausweichen, sonst aber Fruchtsäfte wegen des hohen Fruchtzuckergehalts meiden. Auch Softdrinks und Alkohol gehören nicht auf einen gesunden Speiseplan und sollten nur als Ausnahme ins Glas kommen. Mit dem Älterwerden geht das Durstgefühl häufig zurück, sodass zu wenig getrunken wird. Am besten stellen Sie sich morgens Ihr tägliches Getränkepensum im Blickfeld bereit, zum Beispiel zwei Flaschen Wasser. So fällt es leicht, die Menge über den Tag verteilt zu trinken.

Intervallfasten mit Esspausen

Wenn Sie nicht untergewichtig sind, können Sie das alles für weitere verjüngende Effekte mit Intervallfasten verbinden. Unsere Zellen sind in der Lage, auch ohne Nährstoffe mehrere Wochen zu überleben. Sie versorgen sich in dieser Zeit nicht mit frischem Nachschub, sondern greifen für ihre Grundversorgung auf „Zellmüll" zurück, der zur Verfügung steht. Dieses Phänomen nennt sich Autophagie, aus dem Griechischen für „sich selbst verzehren", und hat einen verjüngenden Effekt. Beim Intervallfasten können wir uns das zunutze machen, denn um Abfallprodukte abzubauen, reichen schon mehrstündige Esspausen. Am besten funktioniert das Intervallfasten, wenn Sie zuerst einmal komplett auf Snacks zwischendurch verzichten und nur zwei oder drei Mahlzeiten am Tag essen. Die letzte Mahlzeit sollte dabei am späten Nachmittag oder am frühen Abend auf den Teller, sodass der Körper über Nacht mindestens 16 Stunden fastet und Sie nur innerhalb von acht Stunden essen.

Detox: Natürlich entgiften

Lassen Sie sich nicht zum Kauf teurer Stoffwechsel- oder Detoxkuren verleiten, die mit Nahrungsergänzungsmitteln angeblich Wunder wirken. Entgiften können Sie – und zwar sehr viel günstiger – auch mit natürlichen Lebensmitteln. Besonders effektiv gegen die Einlagerung von Umweltgiften wirken folgende Mineralien:

- **Kalzium** aktiviert Entgiftungsprozesse und erschwert die Einlagerung von Umweltgiften. Milch, Sesam, Hülsenfrüchte und grünes Gemüse wie Brokkoli enthalten besonders viel davon.
- **Magnesium** tut sämtlichen Zellen gut.

Deshalb sollten Sie bei magnesiumreichen Lebensmitteln wie Bananen, Aprikosen und grünem Gemüse ruhig zugreifen.

- **Kalium** fängt Säuren im Bindegewebe und in den Zellen. Es steckt vor allem in frischem Obst, Hülsenfrüchten, Fenchel und Spinat.
- **Vitamin C**, das sich hauptsächlich in Zitrusfrüchten, Beeren, Spinat, Paprika und Brennnesseln findet, ist an vielen Vorgängen im menschlichen Körper beteiligt, unter anderem ist es wichtig für unser Immunsystem.
- **Zink** stimuliert bestimmte Enzyme, die den Organismus entsäuern, und regt die Nieren- und die Leberfunktion an. Top-Quellen sind Vollkornprodukte, Hartkäse und Meeresfrüchte.

Die Ernährung altersgerecht anpassen

Prinzipiell gelten die Regeln einer gesunden und ausgewogenen Ernährung natürlich für alle Menschen. In der zweiten Lebenshälfte kommen aber zwei Schwerpunkte hinzu, die Sie besonders beachten sollten:

- **Optimale Lebensmittelauswahl bei wenig Kalorien** Der Energiebedarf sinkt mit den Jahren. Wer weniger isst, nimmt zwangsläufig auch weniger Vitamine und Mineralstoffe auf. Deshalb ist es dann besonders wichtig, auf die optimale Auswahl der Lebensmittel zu achten.
- **Viel Eiweiß für die Muskeln** Mehr als in jungen Jahren sollte ein Schwerpunkt bei der Ernährung auf Eiweiß liegen, um dem altersbedingten Muskelabbau auch übers Essen entgegenzuwirken. Proteine sind Bausteine für Muskeln, Bänder und Knochen. Sie haben aber auch noch andere nützliche Effekte. Da sie gut und lange anhaltend sättigen, reduzieren sie die Lust auf Süßes zwischendurch und verhindern Heißhunger. Ältere Menschen ab 65 Jahre brauchen neuen Studien zufolge pro Kilogramm Körpergewicht etwa ein Gramm Eiweiß täglich. Wenn Sie also im Bereich des Normalgewichts um die 70 Kilo wiegen, sollten Sie 70 Gramm Eiweiß essen – und zwar möglichst über den Tag verteilt. Ein paar Beispiele zur Orientierung: Je etwa fünf Gramm Eiweiß sind enthalten in 25 Gramm Nüssen, 70 Gramm gekochten Hülsenfrüchten, 30 Gramm Magerquark, 20 Gramm Fleisch, einem Hühnerei oder 40 Gramm Haferflocken.

Ingo Froböse

Zusätzliches Vitamin D

Lebensmittel wie Eigelb, Leber oder fette Fische enthalten Vitamin D – allerdings in so geringen Mengen, dass es kaum möglich ist, damit den täglichen Bedarf zu decken. Im Sommer sorgt die Sonne dafür, dass unser Körper das Vitamin (das eigentlich ein Hormon ist) selbst bildet. Im Winter oder bei allen, die wenig nach draußen kommen, funktioniert das nicht. Ich rate Menschen ab 60 Jahren und Patienten mit Herz-Kreislauf-Erkrankungen oder insulinpflichtigem Diabetes, die nur selten draußen sind, deshalb, ganzjährig jeden Tag Vitamin-D-Zusatzpräparate einzunehmen. Es sollten aber über einen längeren Zeitraum nicht mehr als 100 Mikrogramm täglich sein. Am besten lassen Sie sich von Ihrem Arzt oder Ihrer Ärztin beraten.

UNSERE TOP-LEBENSMITTEL FÜR EIN LANGES LEBEN

Abwechslungsreich, bunt und frisch – so liegen Sie grundsätzlich richtig. Hier geben wir Ihnen ein paar Anregungen für Top-Lebensmittel, die die Zellen lange fit halten und den Körper positiv beeinflussen. Wenn Sie die häufig auf den Teller bringen, ernähren Sie sich automatisch ausgewogen.

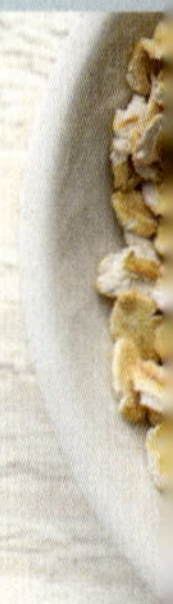

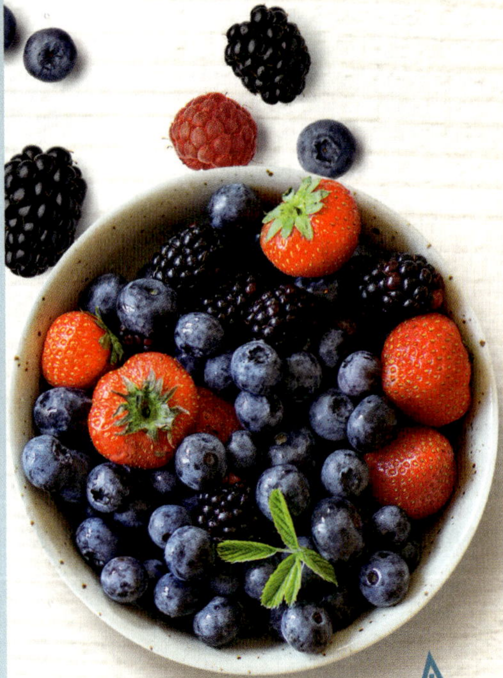

Beeren

Ob Erdbeeren, Heidelbeeren, Stachelbeeren oder Himbeeren – die kleinen Früchte gelten als wahre Jungbrunnen, denn in ihnen stecken viele wertvolle Vitamine und sekundäre Pflanzenstoffe. Beeren halten unter anderem die Zellen elastisch, das Gewebe straff und die Haut jung. Zudem haben sie wenig Kalorien und im Vergleich zu Obstsorten wie zum Beispiel Bananen auch wenig Zucker. Im Sommer kommen sie frisch auf den Tisch. Für den Winter sind tiefgekühlte Beeren ideal.

Grünes Gemüse

Ob Kohl, Salat oder Spinat: Grün ist gesund. Neben vielen Vitamin- und Mineralstoffen punktet grünes Gemüse vor allem mit Vitamin K für starke Gefäße. So enthält zum Beispiel der grüne Brokkoli doppelt so viel Eisen und viermal so viel Vitamin C wie sein weißer Verwandter Blumenkohl. Gut zu wissen: Bei Brokkoli können Sie die Stiele ruhig mitessen.

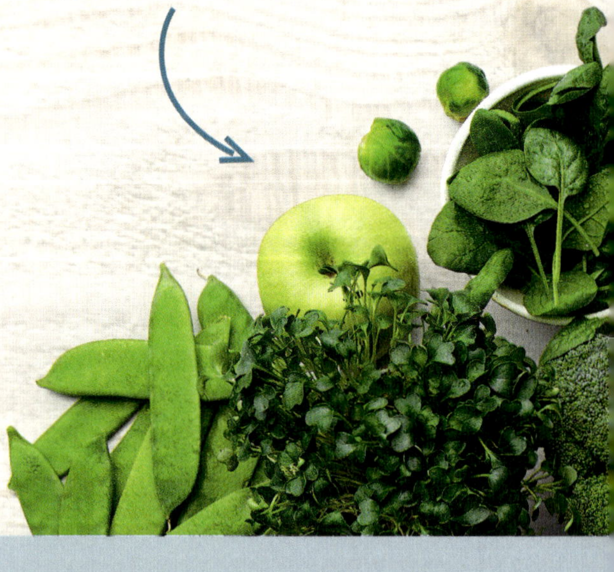

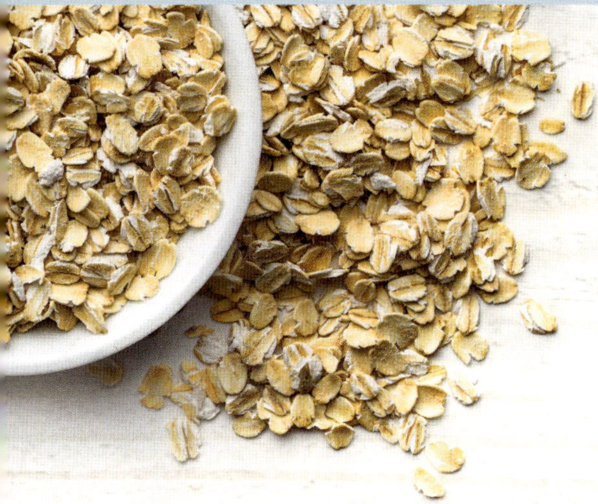

Haferflocken

Die guten alten Haferflocken sind heute ein echtes Superfood. Neue Studien bestätigten kürzlich, was sie in Sachen Gesundheit alles können. Zum Beispiel den Blutzuckerspiegel senken, Leber und Bauchspeicheldrüse entlasten, den Hormonhaushalt regulieren und die Verdauung anregen. Bereits kleine Mengen enthalten viele wichtige Nähr- und Vitalstoffe. Nicht zu vergessen: Haferflocken beeinflussen mit ihren Inhaltsstoffen auch die Psyche und wirken wie Glückshormone.

Hülsenfrüchte

Ob Bohnen, Linsen oder Erbsen – Hülsenfrüchte sind eine erstklassige Quelle für pflanzliches Eiweiß und eignen sich sehr gut für alle, die ihren Fleischkonsum reduzieren möchten. So enthalten zum Beispiel Linsen 28 Prozent Eiweiß. Dazu gibt's auch noch viel Eisen, Kalium, Magnesium, Kalzium und wertvolle Vitamine. Zudem wurden zuletzt bioaktive Substanzen entdeckt, die vor Infektionen, Thrombosen und Arteriosklerose schützen können.

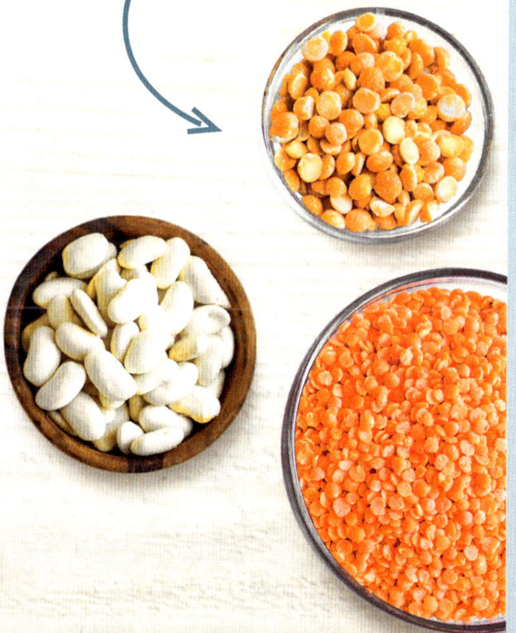

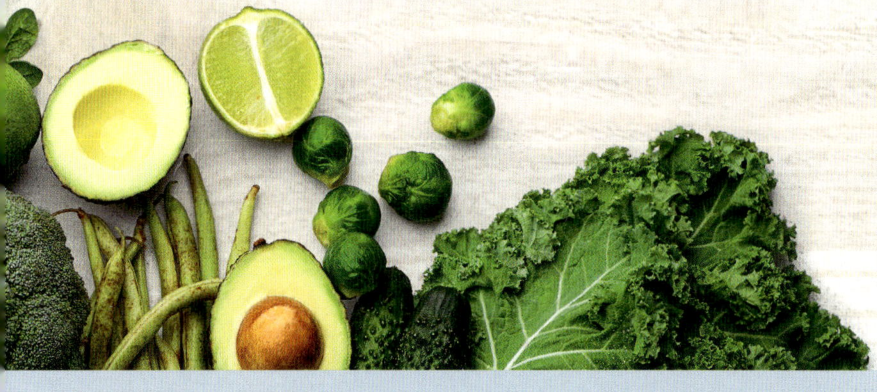

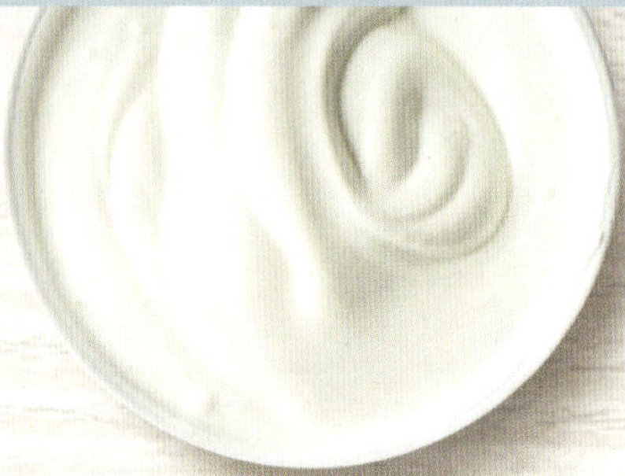

Kartoffeln

Sie sind leider etwas aus der Mode geraten, sollten aber unbedingt wiederentdeckt werden. Obwohl sie kalorienarm sind, sättigen sie sehr gut und liefern dabei unter anderem Vitamin C, Magnesium, Eisen, B-Vitamine und Folsäure. Wenn Sie 150 Gramm von den Knollen mit einem Ei essen, ist der Tagesbedarf an essenziellen Aminosäuren bereits gedeckt. Wichtig zu wissen: Die Schale und grüne Stellen sollten immer abgeschnitten werden.

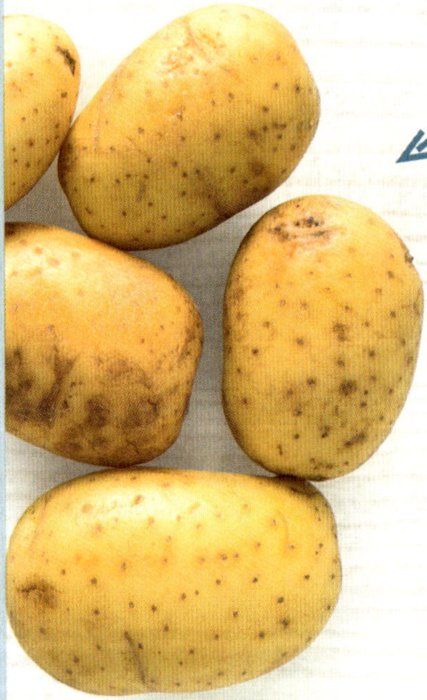

Joghurt

Das Milchprodukt gilt als Entzündungshemmer, Schlankmacher und Anti-Aging-Lebensmittel. Das liegt vor allem an einem Milchsäurebakterium namens Lactobacillus reuteri. In Tierversuchen zeigten sich gleich mehrere verjüngende Effekte. Das Fell älterer joghurtfressender Tiere war glänzender, die Männchen blieben schlanker, muskulöser und konnten einen höheren Testosteronspiegel halten. Wichtig: Essen Sie nur Naturjoghurt ohne industriell hergestellte Fruchtzubereitung, ohne künstliche Aromen und ohne Zucker.

Nüsse

Die kleinen Powersnacks geben viel Energie, ohne dick zu machen. Zumindest wenn Sie sie in Maßen genießen. Ob Walnüsse, Haselnusskerne oder Mandeln – die Schalenfrüchte liefern wertvolle mehrfach ungesättigte Fettsäuren, halten den Insulinspiegel niedrig und wirken blutverdünnend. Eine Handvoll Nüsse am Tag (entspricht etwa 25 Gramm) schützt Herz und Gefäße, stärkt das Immunsystem und bringt die grauen Zellen auf Trab.

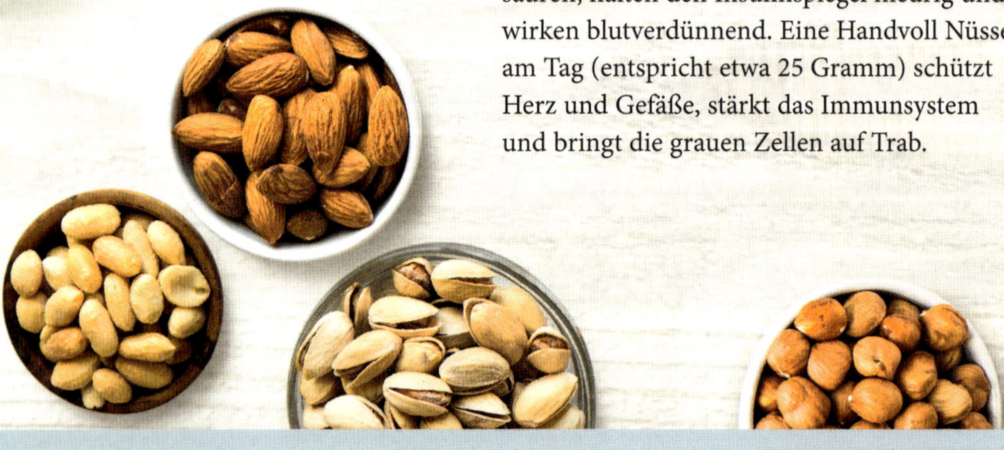

Sauerkraut

Das Kraut ist eine wahre Vitaminbombe. Vitamin C für die Abwehr sowie Betacarotin für gesunde Haut und gute Augen steckt ebenso drin wie Vitamin K für die Knochen und die Blutgerinnung. Als sogenanntes probiotisches Lebensmittel hat der fermentierte Weißkohl einen positiven Einfluss auf die Darmmikrobiota (zum Beispiel, wenn sie durch Antibiotika geschädigt ist). Tipp: Essen Sie rohes Sauerkraut, denn beim Erhitzen gehen Vitamine und bestimmte nützliche Milchsäurebakterien verloren.

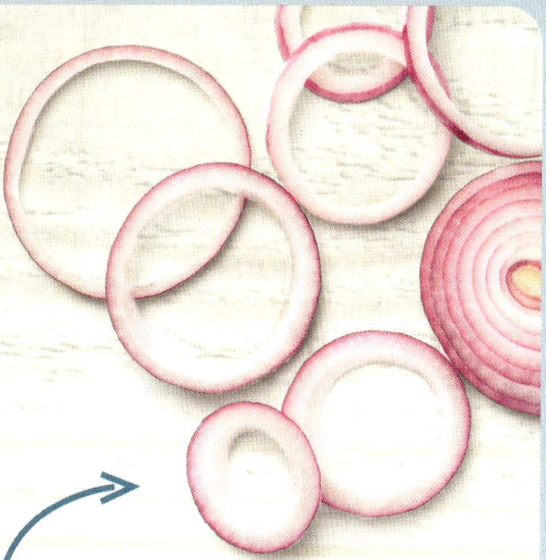

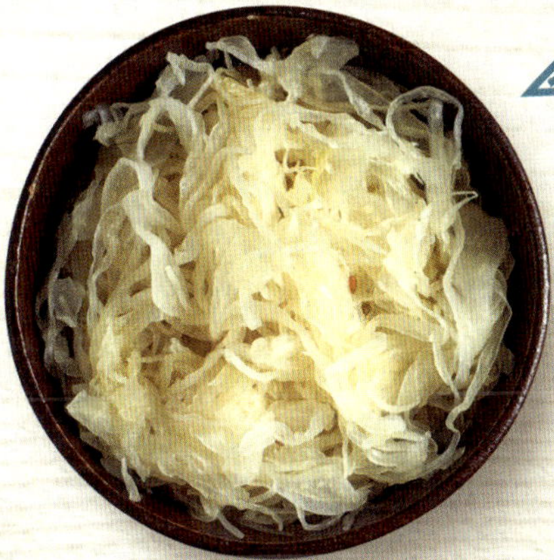

Zwiebeln

Auch wenn uns beim Zubereiten von Zwiebeln manchmal die Tränen kommen, wirken sie ansonsten äußerst positiv auf die Gesundheit. Sie enthalten neben zahlreichen Vitaminen und Mineralstoffen sogenannte Senföle, die die Schleimhäute durchbluten, die Verdauung anregen und fast alle inneren Organe unterstützen. Zwiebeln wirken auch gegen Bakterien, Pilze und Viren – allerdings erst, nachdem sie gehackt, klein geschnitten oder gerieben wurden.

Zitrusfrüchte

Besonders im Winter gehören Zitrusfrüchte mit ihren leuchtenden Farben bei uns zu den beliebtesten Obstsorten. Ob Mandarinen, Orangen oder Grapefruit – Zitrusfrüchte enthalten vor allem Vitamin C und E, die das Immunsystem stärken. Tipp: Die Schale von Biozitrusfrüchten müssen Sie nicht wegwerfen. Gerieben peppt sie Dips und Saucen auf.

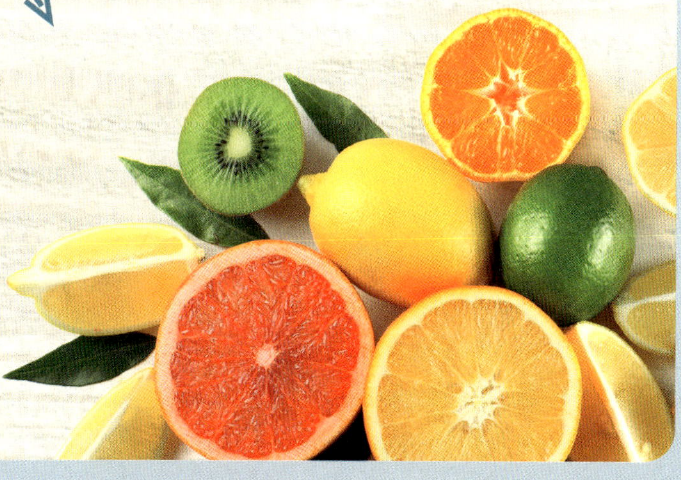

LEBENSEINSTELLUNG: DER SCHLÜSSEL ZUR ZUFRIEDENHEIT

Wie wir alt werden, hat nicht nur etwas mit den äußeren Umständen zu tun. Auch unsere innere Einstellung spielt eine entscheidende Rolle, wenn es darum geht, gesund und fit zu bleiben.

Aktiv, gesund und munter die zweite Hälfte des Lebens genießen – wer wünscht sich das nicht? Dafür sollte nicht nur der Körper gut gepflegt und trainiert werden. Denn unser Organismus bestimmt nicht allein darüber, wie jung oder alt wir uns fühlen. Auch die Seele hat mitzureden. Unsere innere Einstellung beeinflusst den Körper so stark, dass etwa Medikamente anders wirken – je nachdem, ob wir daran glauben oder nicht. Dieses Phänomen ist als „Placeboeffekt" bekannt.

Einstellung wichtiger als Umstände

Im Alltag heißt das: Wenn wir optimistisch an etwas herangehen und erwarten, dass alles gut wird, dass Schmerzen nachlassen oder unangenehme Symptome sich verbessern,

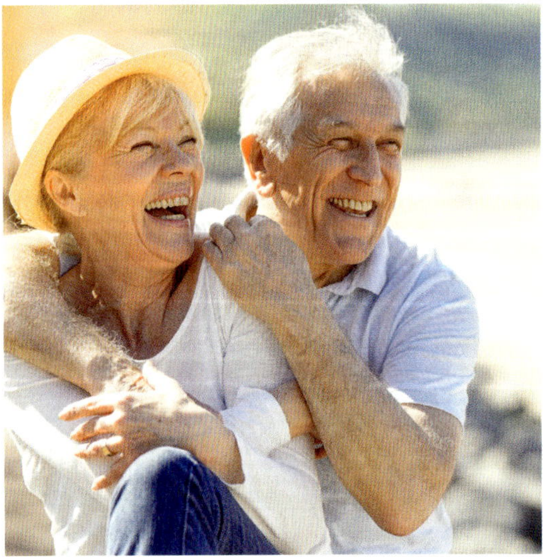

dann passiert das in vielen Fällen auch. Die Lebensumstände sind dabei weniger wichtig als die Lebenseinstellung. Langjährige Studien konnten belegen, dass optimistische Menschen 11 bis 15 Prozent länger leben als pessimistische. Betrachten Sie sich also nicht als hilfloses Opfer äußerer Umstände, nur weil Sie älter werden. Statt über das Altern zu klagen, sollten Sie lieber die Aspekte Ihres Lebens beeinflussen, bei denen dies möglich ist. Das gelingt, indem Sie die folgenden Punkte beachten:

Wagen Sie Neues

„Dafür bin ich zu alt. Das ist nur was für Jüngere. Jetzt ist es zu spät für Veränderungen." Von wegen! Auch wenn die moderne Technik sich rasant weiterentwickelt und ältere Menschen häufig das Gefühl haben, nicht mithalten zu können, gilt für jeden: Lernen funktioniert immer. Unser Gehirn kann gar nicht anders. Es bildet neue Synapsen, wenn wir Dinge tun, bei denen wir nicht auf bekannte Vorgehensweisen zurückgreifen können. Etwas Neues zu wagen ist deshalb eine hervorragende Form von Gehirntraining.

Aktivieren Sie Glückshormone

Lach doch mal wieder! Kaum etwas tut so gut wie herzhaftes Lachen. Wenn es klappt, setzt der Körper Glückshormone frei, von denen wir gar nicht genug bekommen können. Allerdings lässt sich schwerlich auf Kommando lachen.

Wenn Ihnen gerade nicht danach zumute ist, können Sie gute Stimmung auch anderweitig mit Dingen fördern, die Sie prima in den Alltag integrieren können. So wird zum Beispiel beim Singen Serotonin freigesetzt. Musik, die Sie mögen, fördert die Ausschüttung von Dopamin. Auch Meditationen erhöhen den Glückshormonspiegel. Wenn Sie ein Haustier streicheln und eine gute Beziehung zu ihm pflegen, belohnt der Körper das mit dem Bindungs- und Kuschelhormon Oxytocin.

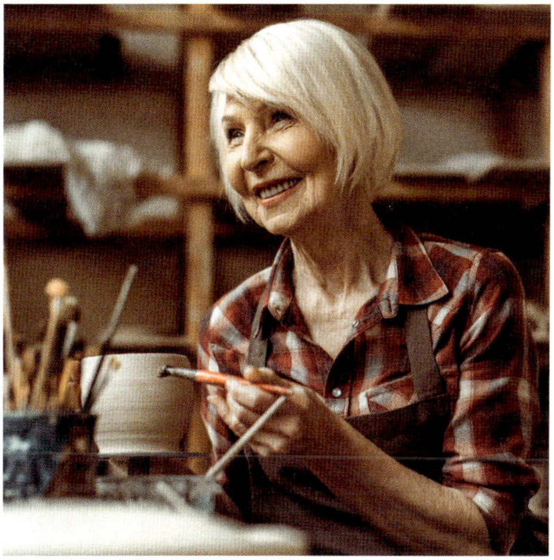

Suchen Sie sich Aufgaben

Eine Studie mit Hundertjährigen brachte es an den Tag: Wer gesund sehr alt wird, lebt meist lange selbstbestimmt. Ob Haushalt führen, einkaufen, putzen oder kochen – erledigen Sie alles, was Sie noch gut schaffen, möglichst selbstständig. Natürlich ist es schön, wenn andere bei Dingen helfen, die einem schwerfallen. Doch feste Aufgaben sollten immer erhalten bleiben. Das macht einiges möglich – zum Beispiel die in einer Studie belegte Tatsache, dass die Hälfte aller Hundertjährigen heute keine oder nur sehr geringe kognitive Ausfälle hat.

Leben Sie Leidenschaften

Es ist ein merkwürdiges Phänomen. Wir werden immer älter, hören aber zunehmend früher auf zu arbeiten. Das kann in körperlich anstrengenden Berufen hilfreich sein. Wer aber gern arbeitet, sich um die Familie kümmert oder sich gesellschaftlich engagiert, sollte damit auch im Rentenalter weitermachen. Alles, was trotz der dafür nötigen Anstrengung noch Freude macht, zählt. Lassen Sie Fähigkeiten und Leidenschaften nicht brachliegen. Überlegen Sie, was Sie gut können und gern tun. Vielleicht findet sich ein Ehrenamt. Es ist wichtig, morgens zu wissen, wofür man aufsteht. Viele Menschen, die gesund sehr alt werden, arbeiten aus eigenem Antrieb auch nach dem Eintritt in den Ruhestand weiter.

Pflegen Sie Kontakte

Je älter wir werden, desto mehr Menschen gehen uns verloren – einfach, weil sie sterben. Gute Freunde und gleichaltrige Verwandte sind plötzlich nicht mehr da. Hinzu kommt, dass wir, spätestens, wenn wir das Auto stehen lassen, weniger mobil werden. Immer mehr alte Menschen leben isoliert und leiden unter Einsamkeit. Ziehen Sie sich deshalb nicht zu früh zurück. Erwarten Sie nicht nur von Ihren Kindern Hilfe, sondern kümmern Sie sich auch anderswo rechtzeitig um Unterstützung. So kann zum Beispiel jemand von einer ambulanten Pflegestation regelmäßig vorbeikommen, um Sie bei Spaziergängen oder Einkäufen zu begleiten. Auch Physiotherapeuten machen Hausbesuche. Oder Sie suchen neue Kontakte in Seniorensportgruppen.

Lernen Sie, gelassen zu bleiben

Kann man gutes Altern lernen? Ja, das ist durchaus möglich. Und zwar, indem wir vor allem die Umstände, die nicht zu ändern sind, akzeptieren und mit einer gelassenen Einstellung durch den Alltag gehen. Das passiert nicht von allein. Es ist deshalb wichtig, sich immer wieder klarzumachen: Was läuft gut? Worauf kann ich noch setzen? Und was kann ich nicht mehr ändern? Selbst Krankheiten schränken das Wohlbefinden nur wenig ein,

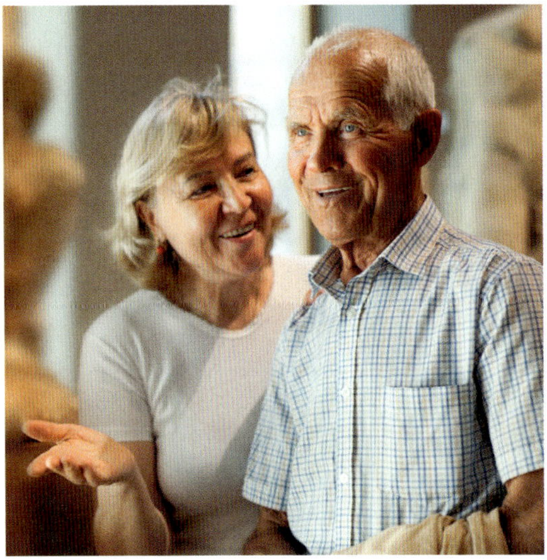

wenn drei Voraussetzungen erfüllt sind: eine positive Lebenseinstellung, gute Beziehungen zu anderen und jeden Tag Bewegung.

Halten Sie sich geistig fit

So wie unser Körper Nahrung braucht, so benötigt auch das Gehirn „Futter". Dabei geht es nicht in erster Linie um gezielte Übungen in Form von Gehirntraining, sondern um die Teilnahme am sozialen Leben. Informieren Sie sich und bleiben Sie neugierig. Lesen Sie Zeitungen oder schauen Sie Dokumentationssendungen. Vielleicht tun Sie auch mal etwas für Sie ganz Ungewohntes – etwa ein Sportereignis, eine Oper oder einen Vortrag zu einem unbekannten Thema besuchen?

Vergleichen Sie sich nicht

Wie viel besitzt mein Nachbar? Wo stehe ich im Vergleich zu anderen meiner Generation? Wer hat ein größeres Haus, ein teureres Auto? Geht es den anderen gesundheitlich besser als mir? Leider neigen wir ständig dazu, uns zu vergleichen. Das ist frustrierend und bringt niemanden weiter. Denn gleichgültig, was man tut, irgendjemand kann es immer toppen. Erfreuen Sie sich lieber an den Dingen, die Sie umgeben oder zu Ihnen gehören.

Bleiben Sie selbstbestimmt

„Mit dem Älterwerden lässt die Zufriedenheit nach", heißt es oft. Doch in Studien zeigte sich, dass die Lebenszufriedenheit keineswegs vom Alter abhängt. Wer mit 30 nicht glücklich ist, wird es meist auch nicht mit 70 – und umgekehrt. Nur in schweren Krisen sinkt die Zufriedenheitskurve deutlich nach unten, pendelt sich aber nach einiger Zeit wieder auf dem gewohnten Stand ein. Für Zufriedenheit bis zum Schluss ist es demnach besonders wichtig, die Lebensumstände anzunehmen und lange selbstbestimmt zu leben.

Aktiv bleiben trotz Schmerzen

Schmerzen können einen stark runterziehen. Während es bei akuten Beschwerden einen Trost gibt („das geht vorbei"), erscheinen chronische Schmerzen (Schmerzen, die mehr als sechs Monate anhalten) oft hoffnungslos. Schätzungen zufolge leiden bis zu 15 Millionen Menschen in Deutschland unter chronischen Schmerzen – häufig mit der Folge, dass man sich zurückzieht. Kommen noch Stimmungstiefs oder Depressionen dazu, verstärkt sich der Schmerz. Man gerät in einen Teufelskreis, in dem die Gefahr besteht, dass der Schmerz zum Lebensmittelpunkt wird. Um das zu verhindern, sollten Sie auch bei chronischen Schmerzen im Rahmen Ihrer Möglichkeiten aktiv bleiben und das Haus verlassen.

Erhalten Sie, was noch geht

Auch wenn Kraft, Tempo und Konzentration nachlassen, müssen Sie nicht aufgeben. Richten Sie Ihren Fokus nicht auf das, was nicht mehr geht, sondern finden Sie immer wieder neu heraus, was noch funktioniert, und passen Sie Ihre Gewohnheiten an. Wer nicht mehr joggen kann, geht walken oder spazieren. Wer die Gymnastik nicht mehr auf dem Boden schafft, trainiert auf dem Stuhl. Hauptsache, Sie bleiben dran!

Eigenverantwortung für die Gesundheit

Wir leben in einem Gesundheitssystem, das sich gut um uns kümmert. Diagnosen werden heute früher und zuverlässiger gestellt, Operationen sind schonender und Therapien zunehmend effektiver. Das ist ein Segen und trägt dazu bei, dass wir immer älter werden. Doch die vermeintliche Sicherheit verführt auch dazu, dass wir die Verantwortung für unsere Gesundheit abgeben. „Vorsorgeuntersuchungen werden mich schützen. Der Arzt hat sicher ein Medikament. Eine OP ist nicht so anstrengend wie Sport." Hüten Sie sich vor solchen Gedanken und nehmen Sie stattdessen Ihr Gesundheitsmanagement selbst in die Hand. Forschungen haben es immer wieder gezeigt: Auch wer lange ungesund gelebt hat, profitiert noch, wenn er den Lebensstil verbessert.

Social Media als Lebenshilfe

Posten, liken, sehen und gesehen werden – wer up to date sein möchte, macht in sozialen Netzwerken mit. Das kann Kontakte fördern, motivieren und das Leben bereichern. Allerdings gilt das nicht immer. Social Media haben in allen Generationen Vor- und Nachteile. Zuerst einmal die Pluspunkte:

- Ob mit Freunden, Familie, Kindern, Enkeln oder alten Schulfreunden, ob am PC oder Smartphone – Sie können sich auf vielfältige Weise weltweit und unkompliziert vernetzen und austauschen.
- Über soziale Netzwerke lernen Sie neue Leute in Ihrem Alter kennen, die ähnliche Interessen oder Probleme haben.
- Zeigen Sie online, was Sie können. Ob Sie malen, basteln, tanzen, sporteln oder anderweitig kreativ sind – es motiviert, wenn Sie andere mit Beiträgen oder kleinen Videos auf dem Laufenden halten.

Dennoch ist auch Vorsicht geboten. Bei aller Freude darf man nicht vergessen, dass man in sozialen Netzwerken nicht anonym unterwegs ist. Häufig werden Daten zu Werbezwecken weitergegeben. Jeder hinterlässt Spuren, die andere eventuell ausnutzen. Niemand ist vor Beschimpfungen und Cybermobbing sicher. Schauen Sie also sehr bewusst, wie Sie das Netz nutzen und was Sie teilen.

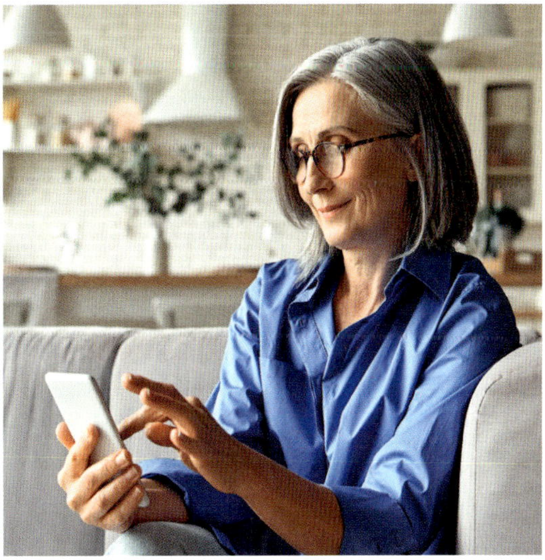

ENDLICH WIEDER BESSER SCHLAFEN

„Ach, könnte ich doch wieder jede Nacht erholsam schlummern." Mit diesem Wunsch gehen nicht nur gestresste Berufstätige ins Bett. Auch Senioren leiden häufig unter Schlafstörungen. Altersbedingt schlafen sie meist nicht unbedingt schlechter, aber anders. Hier gibt's Tipps gegen Schlafkiller.

Etwa die Hälfte aller 65-Jährigen schläft nach eigenen Angaben schlecht. Ältere Menschen wachen häufig früher auf, können nicht einschlafen, haben Schmerzen oder reagieren empfindlich auf Störfaktoren. Die Bezeichnung „senile Bettflucht" fasst das veränderte Schlafverhalten im Alter scherzhaft zusammen.
Die Tatsache, dass die nächtliche Erholung nicht immer klappt wie gewünscht und ältere Menschen gefühlt weniger schlafen, basiert auf verschiedenen Veränderungen. So wird etwa mit zunehmendem Alter weniger Melatonin ausgeschüttet – mit der Folge, dass man nicht mehr so tief schläft und früher aufwacht. Wer zeitig ins Bett geht, ist nach fünf bis sieben Stunden dann hormonbedingt wieder munter. Hinzu kommt, dass viele ältere Menschen nachts weniger schlafen, weil sie über den Tag verteilt ruhen. Das ist auch sinnvoll, denn ein Mittagsschlaf hilft häufig gegen zunehmende Müdigkeit am Tag. Wer schlecht schläft, kann aber einiges dagegen tun, ohne Schlaftabletten zu nehmen. Folgende Maßnahmen können helfen:

Abwechslungsreich durch den Tag

Langeweile fühlt sich zwar ermüdend an, wirkt aber ungünstig aufs Schlafverhalten. Achten Sie deshalb darauf, dass Sie Ihren Tag abwechslungsreich gestalten. Alltägliche Dinge wie Einkaufen, Essen, Kochen, Fernsehen, Sport, Putzen und Treffen mit anderen sollten im festen Rhythmus stattfinden. Am besten so, dass Sie immer wieder zwischen ruhigen und aktiven Phasen wechseln.

Das richtige Maß finden

Egal, wann Sie schlafen, acht bis neun Stunden täglich sind genug. Verlassen Sie sich auf Ihr Gefühl, kämpfen Sie also nicht gegen Müdigkeit an, aber gehen Sie auch nicht ins Bett, wenn Sie nicht müde sind. Wer nicht schlafen kann, sollte nicht lange liegen bleiben, sondern lieber aufstehen.

Leichtes Abendessen

Meiden Sie schweres Essen vorm Schlafengehen. Leichte Kost belastet den Magen und das Verdauungssystem in der Nacht weniger. Nehmen Sie außerdem die letzte Mahlzeit am frühen Abend oder späten Nachmittag ein und tun Sie danach noch etwas anderes, bevor Sie ins Bett gehen.

Verzicht auf Alkohol und Koffein

„Alkohol macht so schön müde. Dann kann ich besser schlafen." Leider ist das ein gefährlicher Irrtum, denn Alkohol behindert wichtige nächtliche Regenerationsprozesse. Unser Organismus stellt sie zurück, um vorrangig Gifte aus Alkohol abzubauen. Auch wenn wir beim Einschlafen nichts davon merken, zeigen sich die Folgen am Tag danach. Wir fühlen uns müde und sehen auch so aus. Koffeinhaltige

Getränke sollten Sie abends ebenfalls streichen, da sie anregen.

Kein blaues Licht

Zur Entspannung abends vor den Fernseher? Das ist zwar einfach, wirkt aber nicht als Einschlafhilfe. Eine Flut von Farben, Geräuschen und Informationen hält das Gehirn wach und sorgt für die Ausschüttung von Stresshormonen, die den Schlaf stören. Das blaue TV-Licht wirkt ebenfalls negativ. Das gilt auch fürs Smartphone und für jede andere Art von Bildschirmnutzung.

Bitte nicht stören

Wer empfindlich auf Störungen reagiert, sollte sie so weit wie möglich ausschalten. Das heißt: Kein Lärm und kein Licht im Schlafzimmer, die Temperatur darf nicht zu kalt und nicht zu warm sein. Auch Schlafanzug, Nachthemd, Kopfkissen, Decken und Bettwäsche sollten so ausgewählt werden, dass man weder schwitzt noch friert.

Bewegung als Müdemacher

Bewegung macht auf angenehme Weise müde und sorgt gleichzeitig für Entspannung. Das sollte aber nicht direkt vorm Schlafengehen passieren, da Sport anregend wirkt. Beenden Sie anstrengende sportliche und andere körperliche Aktivitäten ein paar Stunden vorher.

Die Kunst des Runterkommens

Um am Abend runterzukommen, gibt es bewährte Techniken. Lernen Sie zu meditieren oder Atemübungen zur Entspannung. So können Sie auch negative Denkschleifen durchbrechen, die den Schlaf stören. Ein leichter Spaziergang hat ebenfalls eine beruhigende meditative Wirkung.

Mit Arzt oder Ärztin sprechen

Wenn nichts hilft, sollten Sie mit Ihrem Arzt oder Ihrer Ärztin sprechen. Die können herausfinden, ob eine Krankheit dahintersteckt. Hilfreich ist ein Tagebuch, in dem Sie eine Zeit lang notieren, wie lange Sie schlafen und wann es zu Störungen kommt. Genauere Diagnosen erstellen sogenannte Schlaflabore. Bevor Sie zu Medikamenten greifen, können Sie es mit Naturheilkundemitteln probieren. Auch empfehlenswert: Besprechen Sie mit dem Arzt oder der Ärztin, ob Medikamente, die Sie regelmäßig nehmen und die den Schlaf stören, reduziert oder ausgetauscht werden können. Setzen Sie diese aber nicht in Eigenregie ab!

TIPP

Das Wunderhormon Melatonin

Wenn wir uns nicht gut fühlen, machen wir es meist von allein richtig. „Ich schlafe mich gesund", heißt es dann. Und da ist tatsächlich etwas dran. Über Nacht wird das Immunsystem aktiv. Dabei spielt das Schlafhormon Melatonin eine besondere Rolle. Es wirkt wie ein Antioxidationsmittel gegen Alterungsprozesse, hemmt Tumorwachstum, hilft gegen Entzündungen und stärkt die Abwehr. Wie wichtig Melatonin für unser Wohlbefinden ist, merken wir meist erst, wenn es fehlt. Schlafen wir zu wenig, kommen nächtliche Reparaturprozesse zu kurz – vor allem im Gehirn. Dort gehen Nervenzellen leichter verloren. Lernen, Konzentrieren und Behalten fällt schwerer.

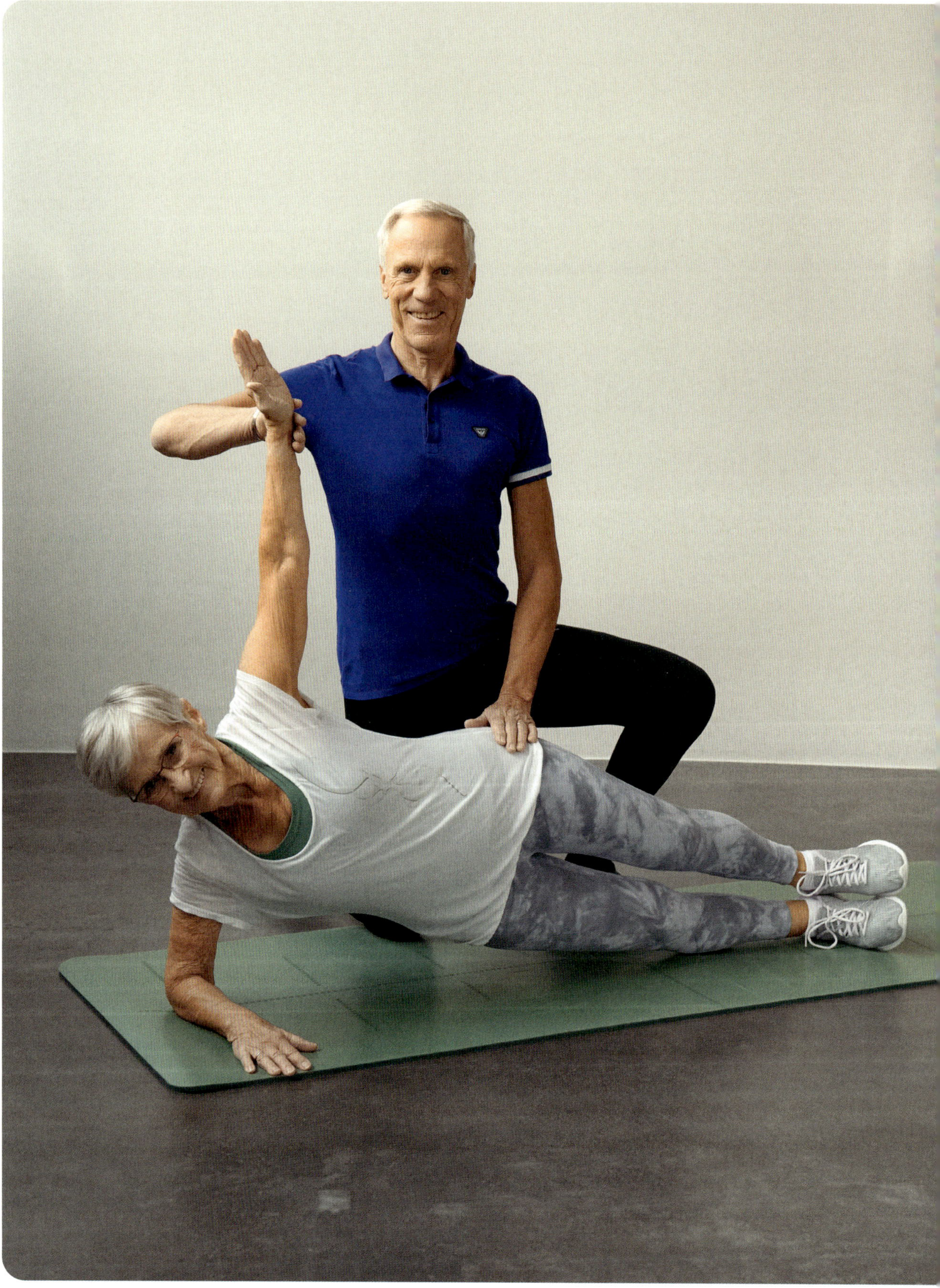

JETZT SIND SIE DRAN

AUF DIE PLÄTZE, FERTIG, LOS!

Unser Training stärkt nicht nur Kraft, Ausdauer und Beweglichkeit. Sie können damit auch gezielt den Beckenboden stärken, die Faszien fit halten oder Ihre Atmung verbessern. Wer möchte, unterstützt seinen Sport mit Therabändern oder Gewichten. Zum Finale schlagen wir kleine Work-outs für jeden Tag vor. Viel Spaß!

AUFWÄRMEN

Einsteigen bitte: Legen Sie los!

Ob zum Aufwärmen vor einer längeren Sporteinheit oder auch um zwischendurch ein bisschen in Schwung zu kommen – mit diesen einfachen Übungen bewegen Sie sich einmal von Kopf bis Fuß durch. Auch als Anfänger können Sie jederzeit und überall loslegen. Die vorgestellten vier Übungen sind nur eine kleine Auswahl und sollen Ihnen als Anregung dienen, den Körper ideal betriebsbereit zu machen für Ihr persönliches Sportprogramm. Sollten Sie Lust auf mehr haben – nur zu! Bewegen Sie Ihre Gelenke komplett durch, lockern, schütteln, recken und strecken Sie sich! Leicht, sanft und geschmeidig!

SEITNEIGEN

Mobilisierung der Wirbelsäule und Dehnung der seitlichen Rumpfmuskeln

Schwierigkeit: ●●●●●

Anfänger: 10-mal zu jeder Seite
Fortgeschrittene: 15-mal zu jeder Seite

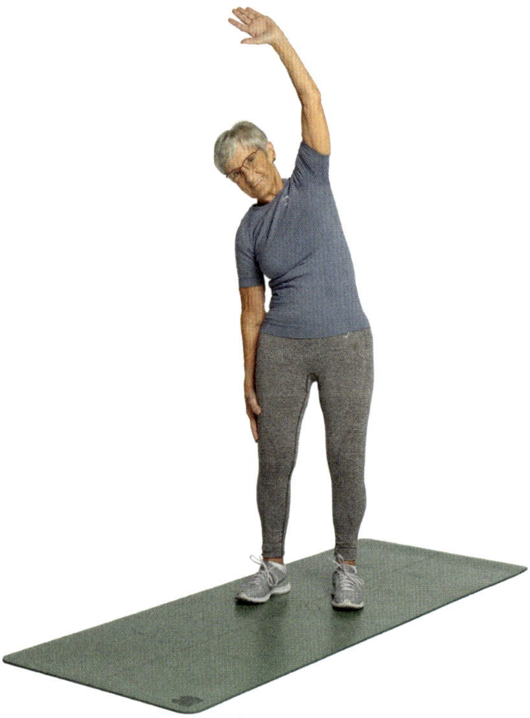

- Stehen Sie aufrecht mit hüftbreit aufgestellten Füßen.
- Strecken Sie einen Arm lang nach oben und führen ihn im Bogen weit über den Kopf, während Sie sich zugleich in diese Richtung zur Seite neigen. Strecken Sie den Arm dabei sehr intensiv, indem Sie sich vorstellen, Sie würden ihn weit aus der Schulter herausziehen.
- Führen Sie die Hand des anderen Arms seitlich am Bein hinunter, so weit es geht.
- Wechseln Sie fließend die Seiten.

Wichtig: Achten Sie bei der Ausführung darauf, dass der Körper wirklich gerade zur Seite geneigt wird. Stellen Sie sich dazu einfach vor, Sie stünden in einem ganz schmalen Spalt und dürften beim Seitneigen die Wände vorne und hinten nicht berühren.

DYNAMISCHER HÜFTÖFFNER

Erwärmung und Mobilisierung der Hüftgelenke

Schwierigkeit: ●●●●●

Anfänger: 10-mal in jede Richtung jedes Bein
Fortgeschrittene: 20-mal in jede Richtung jedes Bein

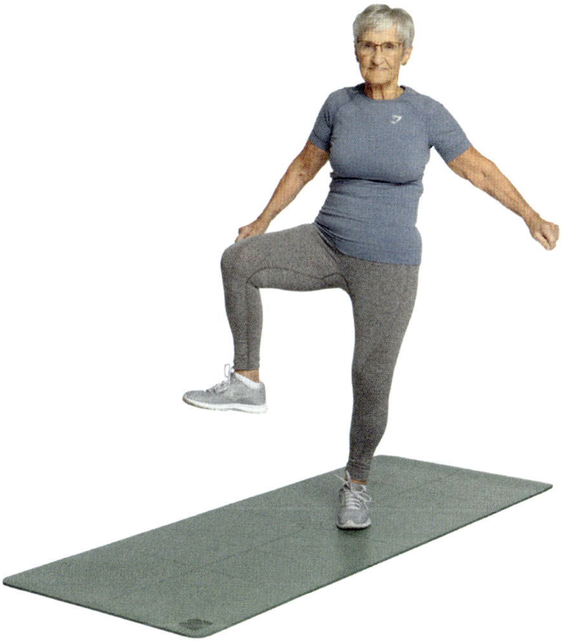

- Stehen Sie aufrecht mit hüftbreit aufgestellten Füßen.
- Heben Sie nun Ihr rechtes Bein angewinkelt vom Boden ab, mit dem Knie – wenn Sie es schaffen – bis Hüfthöhe.
- Kreisen Sie das Bein in Ihrem Hüftgelenk im größtmöglichen Umfang 10-mal rechts und 10-mal links herum.
- Danach wechseln Sie die Seite und führen denselben Durchgang mit dem linken Bein durch.

TIPP

Wenn Sie noch untrainiert sind, stützen Sie sich mit der Hand an einer Stuhllehne ab, um während der Übung die Balance zu halten. Fordern Sie sich aber sukzessive ruhig ein bisschen heraus: Je älter man wird, umso wichtiger ist die Arbeit am Gleichgewicht. Mit etwas Training schaffen Sie den Hüftöffner bald ohne Abstützen – quasi locker ohne Hocker!

SCHULTERKREISEN

Erwärmung und Mobilisierung des Schultergürtels

Schwierigkeit: ●●●●●

Anfänger: 15-mal vorwärts/15-mal rückwärts kreisen
Fortgeschrittene: 25-mal vorwärts/25-mal rückwärts

- Stehen Sie aufrecht, die Füße etwa hüftbreit aufgestellt. Die Arme hängen locker am Körper herab.
- Starten Sie zunächst ganz langsam und locker mit dem Kreisen Ihrer Schultern.
- Vergrößern Sie Ihren Schulterkreis dann stetig, bis Sie Ihren ganz individuellen Bewegungsumfang komplett ausnutzen.
- Verfolgen Sie dabei jedes Stück Weg Ihres Kreises ganz bewusst und aufmerksam – so nehmen Sie die Beweglichkeit, die Ihnen zur Verfügung steht, genau wahr und lernen Ihren Körper und seine Möglichkeiten noch besser kennen.
- Führen Sie mindestens 15 große Schulterkreise vorwärts und rückwärts durch.

TIPP

Variieren Sie bei den Schulterkreisen hin und wieder: Kreisen Sie die Schultern einzeln in ganz weitem Bewegungsspielraum, so als machten Sie eine Kraulbewegung mit den Schultern. Spüren Sie, wie sich dabei die Wirbelsäule intensiv mitbewegt.

AUF DER STELLE GEHEN

Ganzkörpererwärmung und Kreislaufaktivierung

Schwierigkeit: ●●●●●

Anfänger: 5 Minuten
Fortgeschrittene: 10 Minuten

- Stehen Sie aufrecht, die Füße etwa hüftbreit aufgestellt. Die Arme hängen locker am Körper herab.
- Gehen Sie einfach entspannt auf der Stelle – beginnen Sie langsam und werden dann allmählich schneller, bis Sie nach Ihrem Empfinden zügig marschieren.
- Winkeln Sie die Arme dabei an und bewegen Sie sie mit. Halten Sie mindestens 5 Minuten durch.
- Sie sind bereits fit und fortgeschritten? Laufen Sie noch leicht auf der Stelle, federn Sie weich auf dem Vorderfuß und machen Sie ein paar Hampelmänner oder hüpfen.

TIPP

Variieren Sie doch einfach mal Ihr Gehen! Es gibt mehr Möglichkeiten, als Sie vielleicht denken: Sie können die Knie höher ziehen während der Schritte, zwischendurch mal auf den Fersen marschieren, die Fußgewölbe bewusst rollen lassen von der Ferse über die Fußaußenkanten bis über die Klein- und Großzehenballen hoch auf die Zehen und zurück. Oder denken Sie sich ein Schrittmuster aus: vor- und zurückmarschieren oder nach außen und innen marschieren.

BEWEGLICHKEIT

Dehnübungen: Bleiben Sie flexibel!

Unser Körper hat einen großen Bewegungsspielraum, der genutzt werden will. Mit diesen Übungen können Sie sich dehnen und lockern und verhindern, dass bestimmte Muskelgruppen durch einseitige Belastungen verspannen oder sich verkürzen.

ARMKREISEN

Mobilisierung des Schultergürtels

Schwierigkeit: ●●●●●

Anfänger: 15-mal in jede Richtung
Fortgeschrittene: 20-mal in jede Richtung

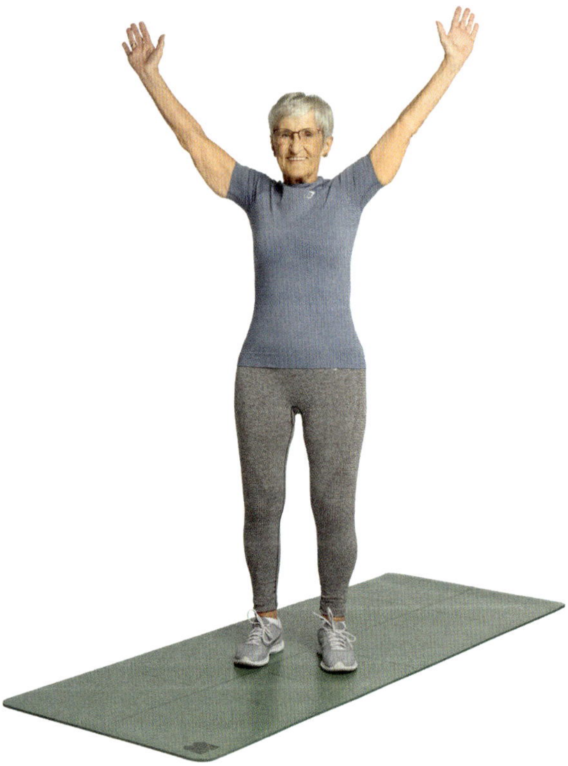

- Stehen Sie aufrecht mit hüftbreit aufgestellten Füßen. Starten Sie nun damit, Ihre ganz lang gestreckten Arme langsam zu kreisen.
- Nutzen Sie dabei den gesamten Bewegungsspielraum, der Ihnen zur Verfügung steht. Nehmen Sie die Ihnen zur Verfügung stehende Weite der Kreisbewegung ganz bewusst wahr.
- Kreisen Sie in beide Richtungen jeweils 15- bzw. 20-mal.

Gut zu wissen: Das Schultergelenk ist das größte Kugelgelenk unseres Körpers mit dem meisten Bewegungsspielraum. Das Gelenk selbst sowie die es umgebenden Muskeln so geschmeidig und beweglich wie möglich zu halten, wird Ihre gesunde aufrechte Körperhaltung bis ins hohe Alter unterstützen.

Variation: Variieren Sie diese Übung zwischendurch einmal und führen Sie das Kreisen als eine Art Kraulbewegung mit langen Armen durch.

VORBEUGE IM STAND

Dehnung der hinteren Oberschenkelmuskeln, Rückenmuskeln und vorderen Schulter

Schwierigkeit: ●●●●●

Anfänger: 10–15 Sekunden halten
Fortgeschrittene: 30 Sekunden halten

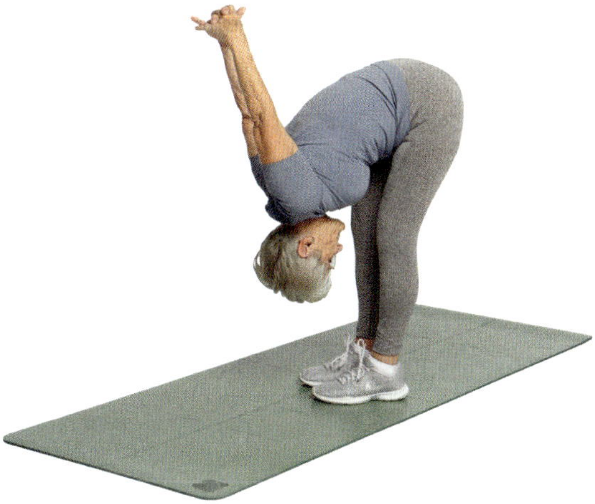

- Stehen Sie aufrecht mit eng nebeneinander aufgestellten Füßen.
- Bringen Sie nun hinter Ihrem Rücken die Hände Ihrer lang gestreckten Arme zusammen. Die Schultern werden dabei automatisch nach hinten gezogen.
- Neigen Sie sich nun langsam so weit nach unten in Richtung Ihrer Füße, wie Sie können. Halten Sie die Arme dabei so hoch oben, wie sie es schaffen. Halten Sie die Ihnen mögliche Position 10 bis 15 Sekunden. Richten Sie sich kontrolliert wieder auf und machen gegebenenfalls noch 2 weitere Durchgänge.
- Versuchen Sie, die Beine gestreckt zu lassen, auch wenn Sie zu Beginn dann nicht so weit nach unten kommen. Sollte es gar nicht klappen, starten Sie mit leicht gebeugten Beinen. Mit ein bisschen Übung werden Sie auch bald die Beine mehr strecken können.

TIPP

Nicht verzagen, wenn die Schulterdehnung in der Vorbeuge nicht so klappt – versuchen Sie dies dann erst mal nur im Stand. Erspüren Sie: Wie weit können Sie die Arme mit den geschlossenen Händen nach hinten oben führen? An welcher Position spüren Sie die Sperre bzw. Muskelspannung?

HÜFTBEUGER

Dehnung des Hüftbeugers

Schwierigkeit: ●●●●●

Anfänger: 20 Sekunden jede Seite halten
Fortgeschrittene: 30 Sekunden jede Seite halten

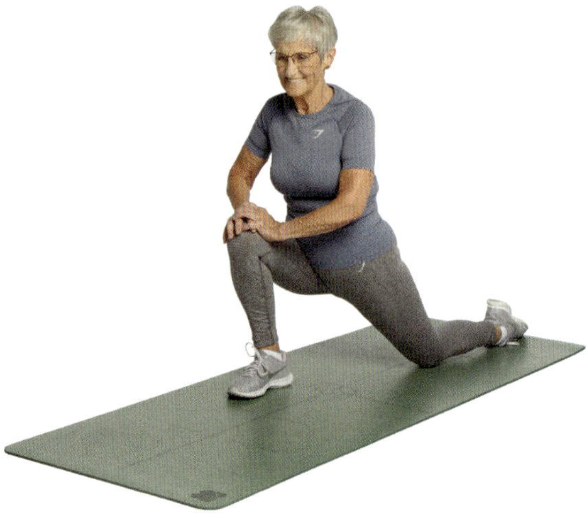

- Starten Sie im Einbeinkniestand. Dabei lagert das Gewicht auf dem Knie eines Beins, der Fuß des anderen Beins ist nach vorne aufgestellt.
- Nun schieben Sie Ihre Hüfte nach vorne unten in Richtung Boden, bis Sie im Hüftbeuger die Dehnung wahrnehmen. Stützen Sie dabei Ihre Hände auf dem aufgestellten Bein oder auch am Boden ab – so wie Sie am besten in der Dehnposition verweilen können.
- Halten Sie die Dehnung für 20 bzw. 30 Sekunden und wechseln Sie dann die Seite.

TIPP

Falls Sie sich nicht gut auf den Knien abstützen können, legen Sie sich ein weiches kleines Kissen oder Schaumstoffpolster unter das belastete Knie. Und wenn Sie gar nicht knien können oder dürfen, lässt sich die Übung auch stehend in einer großen Schrittposition durchführen. Achten Sie dann dabei darauf, dass Sie nach Einnahme Ihrer Schrittposition Ihr Becken ganz gerade nach vorne ausrichten und in dieser geraden Position nach vorne schieben, bis Sie die Dehnung im Hüftbeuger wahrnehmen.

LENDENWIRBELSÄULE-DREHUNG

Dehnung und Mobilisierung der Wirbelsäule, Fokus auf LWS-umgebende Muskeln (unterer Rücken), Gesäß und Anteile der seitlichen Rumpfmuskulatur

Schwierigkeit: ●●●●●

Anfänger: 20 Sekunden jede Seite halten
Fortgeschrittene: 30 Sekunden jede Seite halten

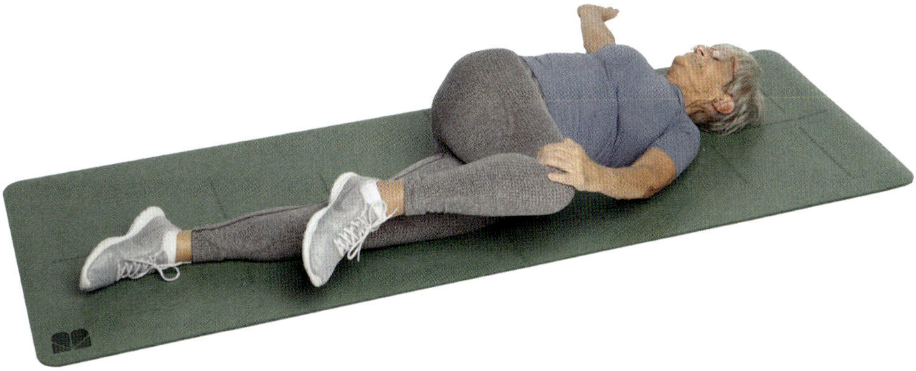

- Starten Sie in der Rückenlage, das linke Bein gestreckt, das rechte aufgestellt. Die Arme sind seitlich lang abgelegt, Handrücken zum Boden gerichtet.
- Ziehen Sie nun das rechte angewinkelte Bein zunächst zu sich heran und führen es dann, so weit es geht, über das gestreckte Bein hinweg nach links. Vielleicht berührt Ihr Knie sogar den Boden in der Endposition? Das ist aber kein Muss – führen Sie die Drehung so weit aus, wie Ihre Beweglichkeit es zulässt.
- Lassen Sie die Arme in dieser Position ausgebreitet liegen. Spüren Sie in Ihre Schultern hinein. Vermutlich hat nur eine Schulter Bodenkontakt. Drücken Sie auch die andere Schulter sanft in Richtung Boden.
- Bleiben Sie 20 bzw. 30 Sekunden in dieser Position und wechseln Sie dann die Seite.

Variation: Versuchen Sie in der Endposition mit der linken Hand das rechte Knie noch etwas weiter zum Boden zu drücken, ohne dass sich die rechte Schulter vom Boden löst.

HINTERER OBERSCHENKEL

Dehnung der hinteren Oberschenkelmuskulatur (Kniegelenkbeuger)

Schwierigkeit: ●●●●●

Anfänger: 20 Sekunden jede Seite halten
Fortgeschrittene: 30 Sekunden jede Seite halten

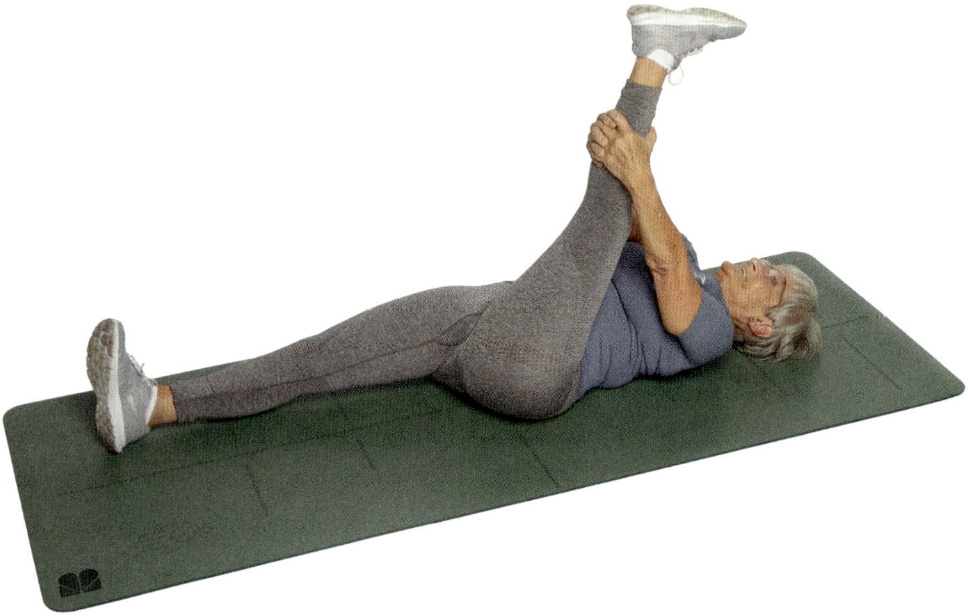

- Starten Sie in der Rückenlage und ziehen ein Bein zunächst angewinkelt zum Körper. Fassen Sie das Bein dabei in der Kniekehle.
- Dann ziehen Sie den Unterschenkel an der Wade so weit nach oben in die Streckung, bis die Dehnung eintritt. Lassen Sie dabei Kopf und Schulter entspannt sowie das andere Bein gestreckt am Boden.
- Halten Sie die Position für 20 bzw. 30 Sekunden. Dann wechseln Sie die Seite.

Variation: Zur Verstärkung der Dehnung können Sie auch zusätzlich die Fußspitze anziehen.

VORBEUGE IM LANGSITZ

Dehnung der hinteren Oberschenkelmuskeln

Schwierigkeit: ●●●●●

Anfänger: 2 x 20 Sekunden jede Seite halten
Fortgeschrittene: 2 x 30 Sekunden jede Seite halten

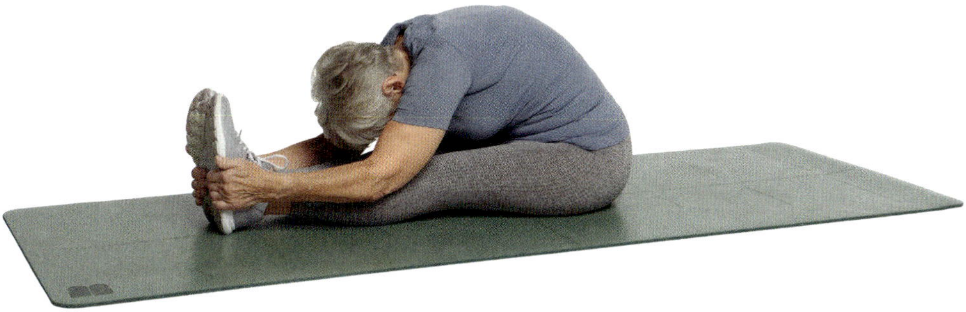

- Starten Sie im Sitz auf dem Boden mit gestreckten geschlossenen Beinen und angezogenen Fußspitzen.
- Neigen Sie sich nun langsam so weit nach vorne in Richtung Ihrer Füße, wie Sie können. Halten Sie die Position 20 Sekunden. Lösen Sie die Dehnung einen Augenblick und wiederholen Sie die Übung 2-mal.
- Versuchen Sie, die Beine lang zu lassen, auch wenn Sie zu Beginn dann nicht so weit nach vorne kommen. Sollte es gar nicht klappen, starten Sie mit leicht gebeugten Beinen. Mit ein bisschen Übung werden Sie auch bald die Beine strecken können.

TIPP

Variieren Sie auch hier zuweilen. Machen Sie die Vorbeuge im Stand und halten dabei ebenfalls die Beine gestreckt. Wie weit kommen Sie nach unten? Testen Sie dabei auch einmal Ihre Schulterbeweglichkeit, schließen hinter Ihrem Rücken die Hände und heben die langen Arme so weit nach hinten oben, wie es geht, um die vordere Schulter zu dehnen (siehe S. 75). Wie weit können Sie die Arme mit den geschlossenen Händen nach hinten oben führen? An welcher Position spüren Sie die Sperre bzw. Muskelspannung?

OBERKÖRPERROTATION STEHEND

Dehnung seitliche Rumpfmuskulatur und hinterer Schulterbereich

Schwierigkeit: ●●●●●

Anfänger: 20 Sekunden jede Seite halten
Fortgeschrittene: 30 Sekunden jede Seite halten

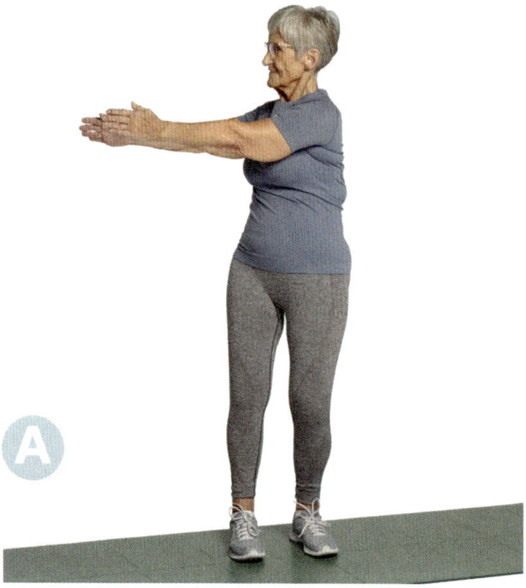

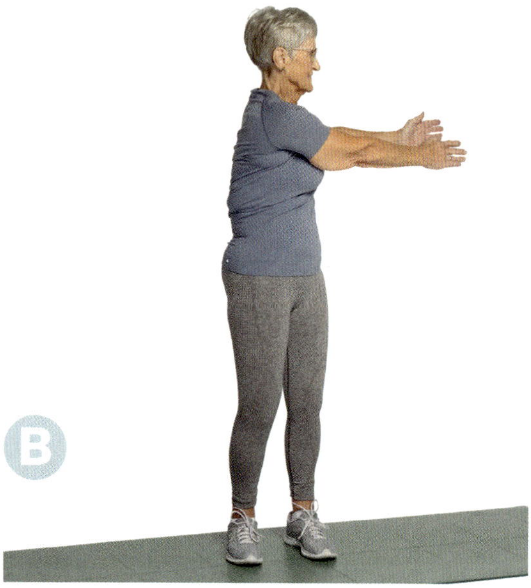

- Stehen Sie aufrecht mit hüftbreit aufgestellten Füßen und strecken Sie auf Brusthöhe die Arme nach vorne. Die Handinnenseiten schauen zueinander. Stellen Sie sich vor, Sie würden einen Ball weit vor sich in den Händen halten.
- Nun rotieren Sie Ihren aufrechten Rumpf zu einer Seite und lassen dabei die Arme lang gestreckt. Verweilen Sie in der Endposition, in der Sie die Dehnung spüren.
- Halten Sie die Dehnung 20 bzw. 30 Sekunden und wechseln dann zur anderen Seite.

Variation: Machen Sie dieselbe Rotation, jedoch ohne das Becken einzubeziehen. Ihre Hüfte zeigt bei dieser Variante stets nach vorne. Stellen Sie sich dabei vor, Ihr Unterkörper sei ein festes Monument, auf dem sich Ihr Oberkörper wie eine Schraube hin- und herdreht. Nehmen Sie bewusst wahr, dass der mögliche Bewegungsumfang mit fester Hüfte viel geringer ist.

DREHSITZ

Dehnung von Hüfte und Gesäß sowie seitlicher Rumpfmuskulatur bei Drehung des Körpers

Schwierigkeit: ●●●●●

Anfänger: 20 Sekunden jede Seite halten
Fortgeschrittene: 30 Sekunden jede Seite halten

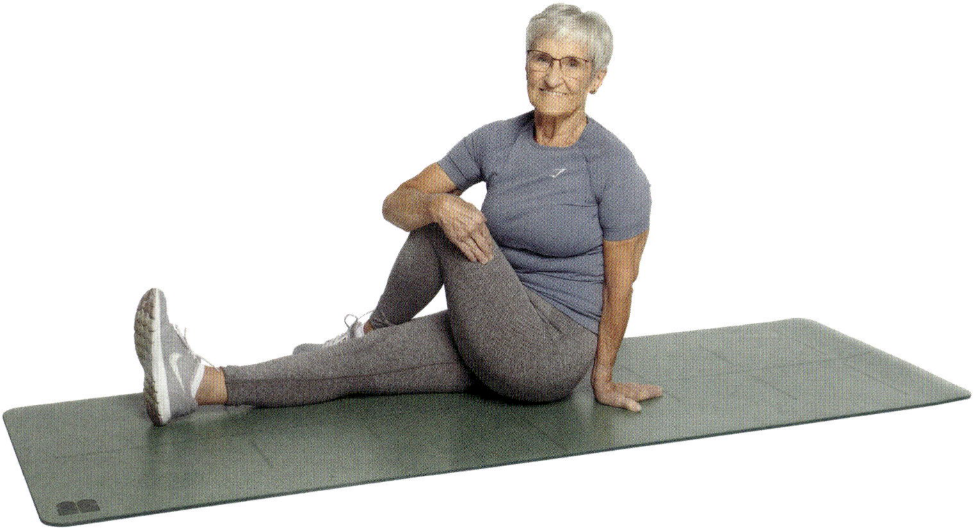

- Starten Sie im Sitz auf dem Boden mit lang gestreckten geschlossenen Beinen und stellen Ihr linkes Bein angewinkelt über das rechte lang gestreckte Bein.
- Ziehen Sie nun das angewinkelte Bein so nah wie möglich zu sich heran und strecken dabei auch Ihren Oberkörper so lang in die Höhe wie möglich. Sie spüren sogleich die Dehnung in der Hüfte des angewinkelten Beins.
- Nun erweitern Sie die Übung und drehen Ihren aufrechten Oberkörper nach links so weit, wie Sie es schaffen. Der Blick folgt der Drehrichtung nach hinten. Nehmen Sie zur Drehung den rechten Arm zu Hilfe, indem Sie die Dehnung des angewinkelten Beins mit der rechten Hand unterstützen. Mit der linken Hand stützten Sie sich hinter dem Gesäß ab.
- Halten Sie die Position 20 bzw. 30 Sekunden und wechseln dann die Seite.

HERABSCHAUENDER HUND

Dehnung von Brust- und vorderer Schultermuskulatur, Entspannung des Rückens, Dehnung Beinrückseite (Waden und Achillessehne)

Schwierigkeit: ●●●●●

Anfänger: 20 Sekunden halten
Fortgeschrittene: 30 Sekunden halten

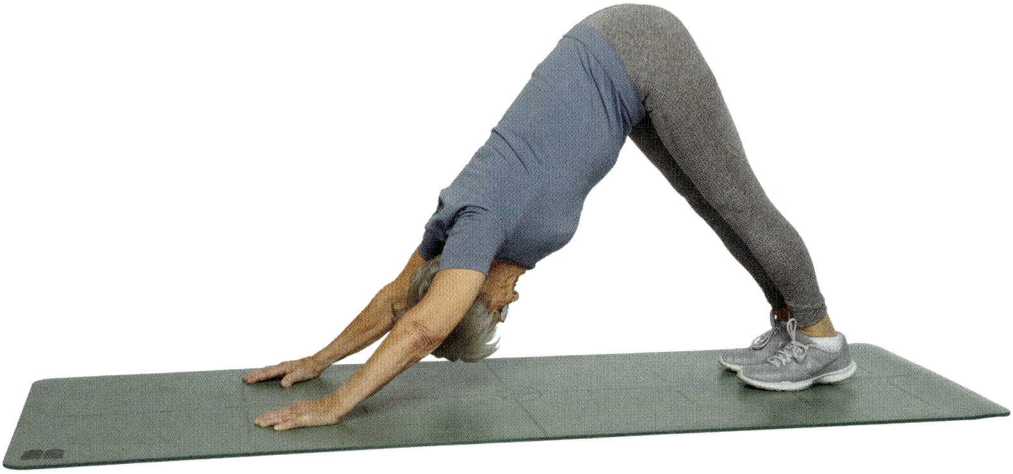

- Starten Sie im Vierfüßlerstand, die Hände schulterbreit aufgestellt.
- Stellen Sie nun die Füße mit den Zehenspitzen auf den Boden auf und schieben Sie langsam das Gesäß weit nach oben hinten, dabei bringen Sie die Beine nach und nach in Streckung und die Füße mit der ganzen Fußsohle auf den Boden. Stellen sie sich vor, Ihre Hüfte wird an einem Seil hochgezogen.
- Die Arme sind lang nach vorne gestreckt, Hände fest in den Boden gedrückt, Schultern nach hinten Richtung Gesäß gezogen, die Brust schiebt sich nach unten. Der Kopf bildet eine Linie mit den Armen. Ihr Körper ist nun ein umgedrehtes V. Halten Sie die Position 20 bzw. 30 Sekunden.
- Ihre Wirbelsäule ist in der Endposition so weit wie möglich auseinandergezogen.

TIPP

Der herabschauende Hund ist ein Klassiker des Yoga. Profis strecken die Beine komplett, die Fußsohlen stehen vollständig auf dem Boden. Starten Sie jedoch behutsam! Strecken Sie die Beine sanft und tasten sich langsam in mehr Streckung.

SPIDERMAN MIT ROTATION

Dehnung von Hüftbeuger und Oberschenkelrückseite (und beim Aufdrehen Dehnung seitliche Rumpfmuskeln und Verstärkung der Hüftbeugerdehnung)

Schwierigkeit: ●●●●●

Anfänger: 20 Sekunden jede Seite halten
Fortgeschrittene: 30 Sekunden jede Seite halten

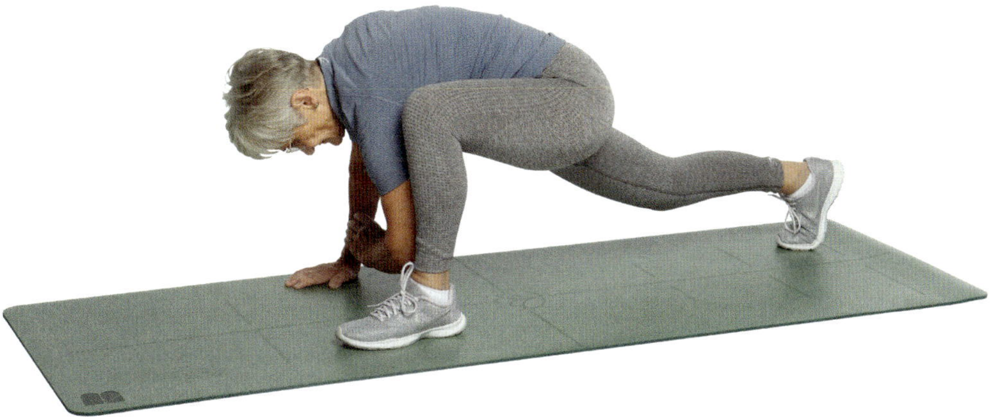

- Starten Sie in der Liegestützposition. Bringen Sie Ihr linkes Bein so weit nach vorne, dass Ihr Fuß außen neben Ihrer linken Hand aufgesetzt wird. Halten Sie das rechte Bein lang nach hinten gestreckt mit aufgestellten Zehen.
- Führen Sie nun zunächst Ihren linken Ellenbogen dicht innen am linken Unterschenkel entlang Richtung Boden so weit, wie Sie es schaffen.
- Drehen Sie nun den Oberkörper zur linken Seite auf und strecken den linken Arm lang nach oben. Der Blick folgt dem Arm. Wichtig: Nur der Oberkörper rotiert beim Aufdrehen zur Seite, die Hüfte bleibt immer gerade nach unten ausgerichtet.
- Halten Sie die Position 20 bzw. 30 Sekunden und wechseln Sie dann die Seite.

Variation 1: Machen Sie auch mal die dynamische Variante, anstatt statisch zu halten. Führen Sie dabei den Weg von Ellenbogen zum Boden und Armöffnung nach oben fließend durch. Nutzen Sie immer Ihren gesamten Bewegungsspielraum.

Variation 2: Sie können die Drehung und Armöffnung nach oben auch abwechselnd nach rechts und links durchführen. Hier werden die aufgestützten Arme im Wechsel geöffnet und die Beine abwechselnd nach vorne genommen.

KRAFT

Starkmacher-Übungen: ran an die Muckis!

Keine Sorge, unser Krafttraining hat nichts mit Bodybuildung zu tun. Es geht darum, die Muskeln mit ihren Funktionen lang zu erhalten, Krankheiten vorzubeugen und Unfälle zu vermeiden. Mit unseren Übungen können Sie Ihre Kraft bis ins hohe Alter trainieren.

UNTERARMSTÜTZ (PLANK)

Ganzkörperkräftigung mit Fokus auf Rumpfmuskulatur

Schwierigkeit: ●●●●●

Anfänger: 3 x 10 Sekunden
Fortgeschrittene: 3 x 30 Sekunden (oder natürlich länger, je nach verfügbarer Kraft)

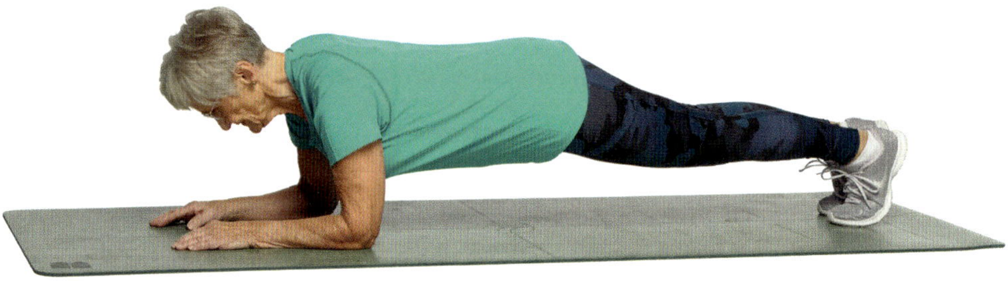

Planking oder auch Unterarmstütz genannt – eine Übung, die es in sich hat und die die vordere und hintere Rumpfmuskulatur stärkt. Sie ist in der Ausführung recht einfach und für jeden Menschen geeignet. Untrainierte und bewegungseingeschränkte Menschen sollten darauf achten, dass sie sicher in die Position gelangen und wieder aufstehen können, dass z. B. die Möglichkeit besteht, sich dabei sicher festhalten und stützen zu können.

- Gehen Sie in den Vierfüßlerstand und stellen Sie die Unterarme so auf den Boden, dass Ellenbogen und Schultergelenk senkrecht übereinander positioniert sind. Der Blick ist gerade nach unten zwischen die Hände gerichtet, der Kopf ist in Verlängerung der Wirbelsäule.
- Spannen Sie nun aktiv Ihre Mitte ganz fest an, indem Sie den Bauch intensiv einziehen. Halten Sie diese Spannung, während Sie zuerst das eine und dann das andere Bein lang nach hinten aufstellen und so in die Plank kommen. In der Endposition spannen Sie auch das Gesäß an, kontrollieren erneut die Bauchspannung und halten den Schultergürtel stabil.

Wichtig: Bleiben Sie nur so lange in der Plank, wie Sie Ihre Rumpfspannung fest und stabil halten können. Das heißt: Unterer Rücken und Schultern dürfen nicht durchhängen; ebenso darf das Gesäß nicht in die Luft gehoben werden.

TIPP

Untrainierte erzielen schnelle Erfolge, wenn sie mit kleinen Etappen starten. Zum Beispiel 3 x 10 Sekunden die Endposition halten und dazwischen kurze Pausen machen. Probieren Sie aus, was Sie schaffen!

HOHER PLANK MIT ARM- UND BEINHEBEN

Stärkung der Rumpf-, Schulter-, Rücken- und Gesäßmuskulatur; zudem wird das Gleichgewicht in dieser Position herausgefordert

Schwierigkeit: ●●●●●

Anfänger: 3 x 12 Wiederholungen in die Spannung arbeiten (im Vierfüßlerstand)
Fortgeschrittene: 3 x 15 Wiederholungen in die Spannung arbeiten (im Liegestütz)

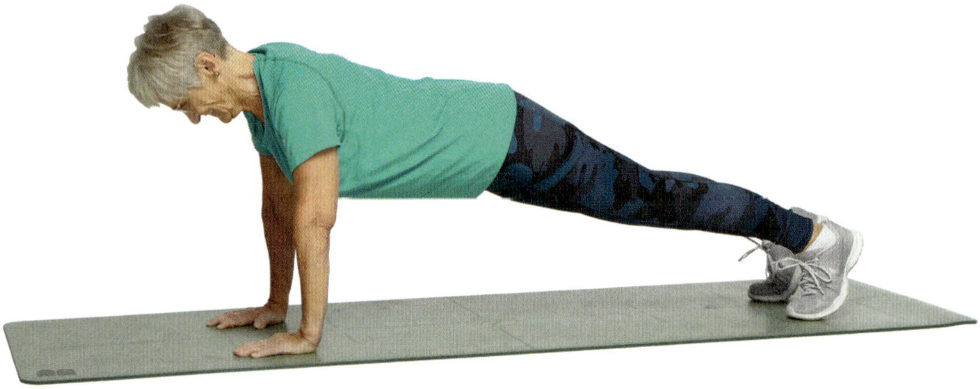

- Anfänger trainieren im Vierfüßlerstand: Die Hände sind senkrecht unter den Schultern, die Knie senkrecht unter den Hüften, die Zehen zur besseren Fixierung aufgestellt. Kopf mit Blick nach unten in Verlängerung der Wirbelsäule. Fortgeschrittene starten im auf dem Foto gezeigten Liegestütz (die genaue Beschreibung des Liegestützes finden Sie auf Seite 95).
- Im Vierfüßlerstand: Spannen Sie zuerst fest den Bauch an (Bauchnabel kraftvoll einziehen). Im Liegestütz: Bauch und Gesäß fest anspannen – so fest sein wie ein Brett.
- Halten Sie die Rumpfspannung während der nachfolgend beschriebenen Übungsausführung kontinuierlich und atmen Sie konzentriert weiter.

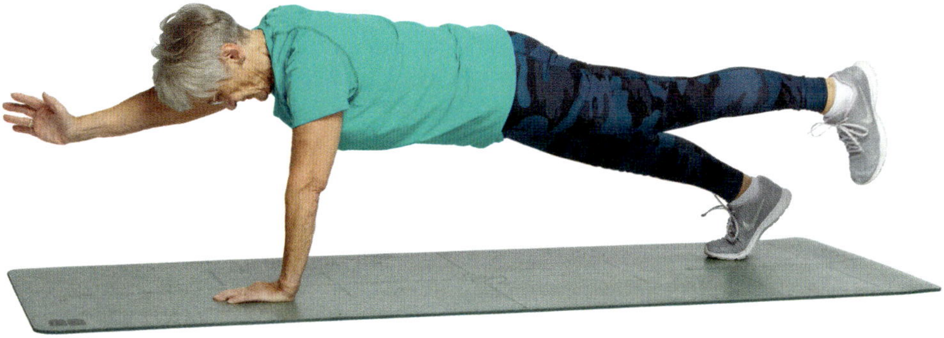

- **Anfänger Vierfüßlerstand:** Strecken Sie das linke Bein lang nach hinten (Fußspitze zum Schienbein hin anziehen) und den rechten Arm lang nach vorne (Daumen nach oben gerichtet).
- Arbeiten Sie nun bei fester Bauchspannung in kleinen Bewegungen mit Arm und Bein in die Spannung nach oben hinein.
- **Fortgeschrittene Liegestütz:** Wie auf dem Foto führen Sie nun den oben beschriebenen Ablauf aus dem Liegestütz durch.
- Wichtig für beide Varianten: Die Bewegung erfolgt nur aus Schulter- bzw. Hüftgelenk. Der Rumpf bleibt fest. Wechseln Sie nach 12 bis 15 Wiederholungen die Seite. Machen Sie dann eine kurze Pause und wiederholen Sie die Übung noch 2-mal.

Variante für Profis: Sie werden erleben – vor allem, wenn Sie im Liegestütz arbeiten –, wie schwer es ist, die Balance zu halten. Doch probieren Sie es ruhig einmal – denn alle Übungen, bei denen Sie wackeln und bei denen Sie mit Ausbalancieren beschäftigt sind, trainieren hervorragend Ihre tiefen Haltemuskeln. Und die brauchen Sie schließlich, um aufrecht und fit durchs Leben zu gehen!

AUSFALLSCHRITT (LUNGE)

Kräftigung Gesäß und Oberschenkelvorderseite, begleitend wird die Oberschenkelrückseite mittrainiert

Schwierigkeit: ●●●●●

Anfänger: 3 x 12 Wiederholungen auf jeder Seite
Fortgeschrittene: 3 x 20 Wiederholungen auf jeder Seite

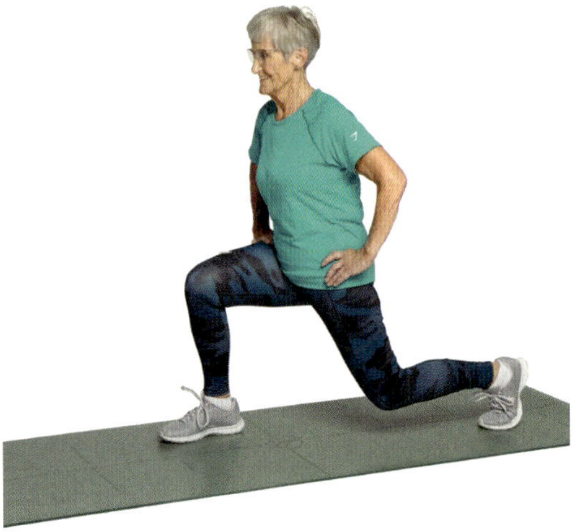

- Stehen Sie aufrecht mit hüftbreit aufgestellten Füßen, die Hände können auf den Hüften liegen oder gerade herunterhängen.
- Machen Sie einen großen Schritt nach vorne, Fußspitze gerade nach vorne gerichtet, Oberkörper aufrecht, Blick nach vorn.
- Nun beugen Sie das vordere Bein, bis der Oberschenkel in Position parallel zum Boden ist. Verlagern Sie beim Beugen Ihr Gewicht auf die Ferse des vorderen Fußes. Achten Sie darauf, dass Ihr Knie dabei nicht die Fußspitze überragt. Das hintere Bein positionieren Sie so nach hinten ausgerichtet, dass es Ihnen gut als Stütze dient.
- Anschließend drücken Sie sich aus der Ferse wieder hoch in den Ausgangsschritt.
- Wechseln Sie nach 3 Durchgängen mit 12 Wiederholungen die Seite.

TIPP

Sobald Sie trainierter sind, machen Sie die Übung einfach mal mit Kurzhanteln in den Händen.

Hinweis: Steuern Sie die Bewegung immer aus der Ferse des vorderen Beines; nur dann erreichen Sie wirksam die Kräftigung der jeweiligen Muskeln. Sie können das gut testen, indem Sie einfach mal beim Auf und Ab das Gewicht nach vorne auf die Ballen des Vorderfußes verlagern – dann spüren Sie die Belastung nicht mehr richtig. Also: schnell wieder auf die Ferse!

KNIEBEUGE (SQUAT)

Primär Kräftigung Gesäßmuskel und Oberschenkelstrecker und Beinbeuger, aber auch Rückenstrecker und Bauch – die Kniebeuge zählt somit zu den Ganzkörperübungen

Schwierigkeit: ●●●●●

Anfänger: 3 x 10 Wiederholungen
Fortgeschrittene: 3 x 20 Wiederholungen

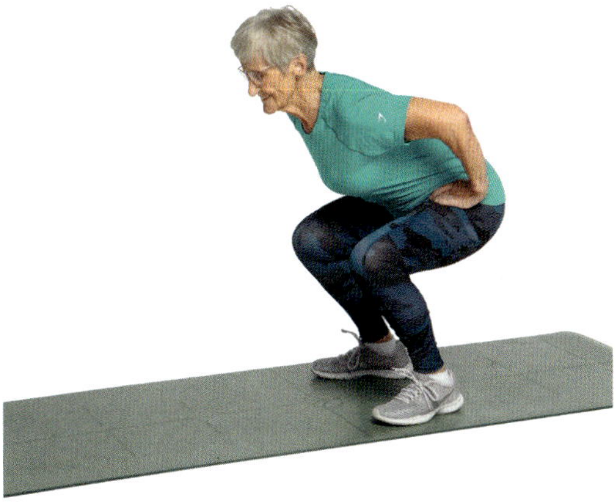

Eine ganz klassische Grundübung zur Verbesserung der Beinkraft ist die Kniebeuge. Sie ist ein Muss für jedes Trainingsprogramm.

- Stehen Sie aufrecht mit schulterbreit aufgestellten Füßen, Knie leicht nach außen gedreht.
- Spannen Sie nun zunächst aktiv den Bauch an und halten die Brust offen nach vorne gerichtet, indem Sie die Schultern nach hinten öffnen, so gut Sie können, der Blick geradeaus.
- Beugen Sie langsam und kontrolliert die Beine, verlagern Sie dabei das Gewicht auf die Fersen, schieben das Gesäß nach hinten und halten Brust und Schultern geöffnet (wenn Sie können, breit geöffnete Arme – das unterstützt die Rumpfspannung). Halten Sie kontinuierlich die Bauchspannung. Wenn Sie noch untrainiert sind, stützen Sie die Hände zunächst ruhig auf den Oberschenkeln ab. Der Oberkörper neigt sich beim Beugen der Beine meist automatisch leicht nach vorne.
- Endposition: Oberschenkel sind parallel zum Boden, Knie hinter bzw. maximal auf gleicher Höhe mit den Fußspitzen.
- Drücken Sie sich aus der Endposition aus den Fersen wieder nach oben in den Stand. Führen Sie die Bewegung 10- bzw. 20-mal aus, machen Sie eine kurze Pause, dann folgen noch 2 weitere Durchgänge.

Wichtig: Halten Sie bei der gesamten Übung aktiv Ihre Rumpfspannung (Bauch eingezogen, Brust offen, Gesäß nach hinten gestreckt). Arbeiten Sie immer aus den Fersen.

WANDHOCKE (WALL SIT)

Isometrische Übung zur Kräftigung von Gesäß-, Hüft-, Oberschenkel-, Waden- und Bauchmuskulatur

Schwierigkeit: ●●●●●

Anfänger: 3 x 30 Sekunden halten
Fortgeschrittene: 3 x 90 Sekunden halten

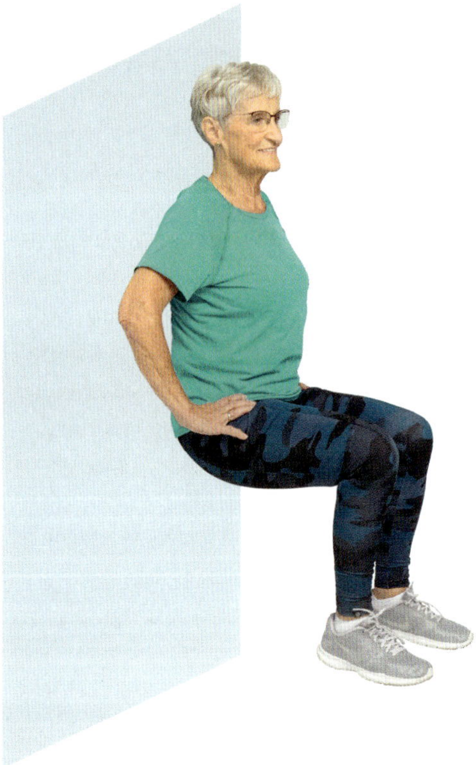

- Lehnen Sie Ihren Rücken an eine Wand, die Füße schulterbreit aufgestellt.
- Wandern Sie nun in kleinen Schritten mit den Füßen vorwärts.
- Senken Sie Ihren Oberkörper an der Wand so weit ab, bis Oberschenkel und Waden einen rechten Winkel bilden (90-Grad-Winkel). Stellen Sie sich vor, Sie sitzen auf einem imaginären Stuhl.
- In der Endposition halten Sie die Brust geöffnet und drücken Schultern und Rücken an die Wand und halten den Bauch in Spannung. Die Hände sind entweder wie auf dem Foto auf den Oberschenkeln abgelegt (nicht abgestützt!) oder seitlich lang ausgestreckt mit den Handrücken an die Wand gedrückt.
- Halten Sie die Position 30 bzw. 90 Sekunden, gehen Sie zurück in die Ausgangsposition und wiederholen Sie die Übung noch 2-mal.

Variation für Fortgeschrittene: Wenn Sie schon etwas Trainingserfahrung gesammelt haben und noch mehr Power in Ihre Muskeln schicken wollen, heben Sie in der Wandhocke abwechselnd die Füße ein kleines Stück vom Boden. Bleiben Sie dabei ganz fest und unbeweglich an der Wand, es ist nur eine ganz kleine Bewegung (mit großer Wirkung) aus der Hüfte, die das Bein hebt.

SEITSTÜTZ MIT EINDREHEN

Ganzkörperkräftigung mit Fokus auf die schräge Bauchmuskulatur

Schwierigkeit: ●●●●●

Anfänger: 10 x auf- und eindrehen jede Seite
Fortgeschrittene: 15 x auf- und eindrehen jede Seite

A

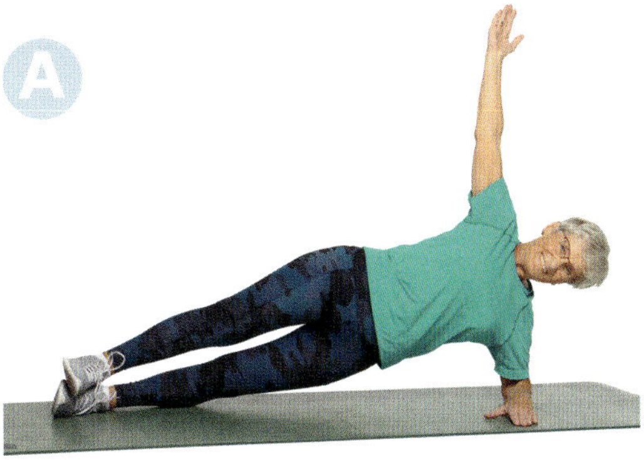

B

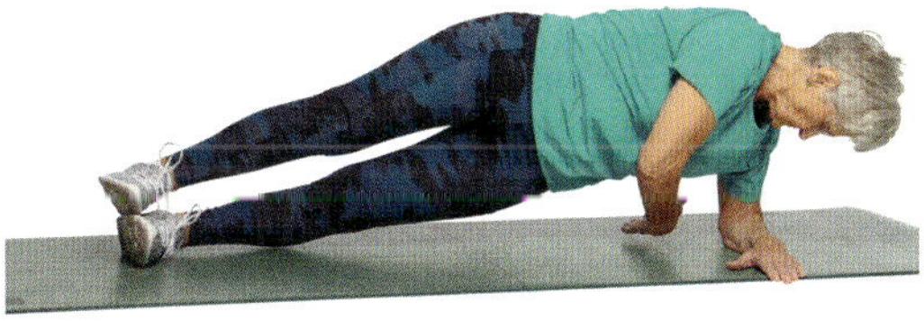

- Starten Sie in der Seitenlage, die Füße entweder geschlossen übereinander oder den oberen Fuß etwas nach vorne aufgestellt. Stützen Sie sich mit dem unteren Ellenbogen ab. Der Unterarm und die Füße zeigen gerade vom Körper weg.
- Heben Sie nun Rumpf, Hüfte und Beine seitlich nach oben an, bis der Körper eine gerade feste Linie darstellt; richten Sie den oberen Arm lang nach oben (Foto A). Spannen Sie aktiv Bauch (Nabel einziehen) und Gesäß an. Der ganze Körper ist gespannt.
- Führen Sie nun den nach oben gestreckten Arm unter Ihrem Körper durch (Foto B) und bringen Sie ihn danach immer wieder in die Streckung. Beachten Sie: Nur der Oberkörper rotiert dabei. Die Hüfte bleibt fest und immer stark nach vorne ausgerichtet. Wiederholen Sie die Bewegung 10- bzw. 15-mal und wechseln Sie dann die Seite.

TIPP

Die Übung in der langen Position ist für Untrainierte häufig eine Herausforderung. Wenn Sie den kompletten Stütz noch nicht schaffen, beginnen Sie eine Stufe kleiner: Stützen Sie sich auf Höhe der Kniegelenke anstatt der Füße ab. Der kürzere Hebel macht die Sache leichter!

BECKENLIFT (HIP BRIDGE)

Kräftigung Gesäßmuskeln, unterer Rücken, Oberschenkelrückseite

Schwierigkeit: ●●●●●

Anfänger: 3 x 10 Wiederholungen
Fortgeschrittene: 3 x 20 Wiederholungen

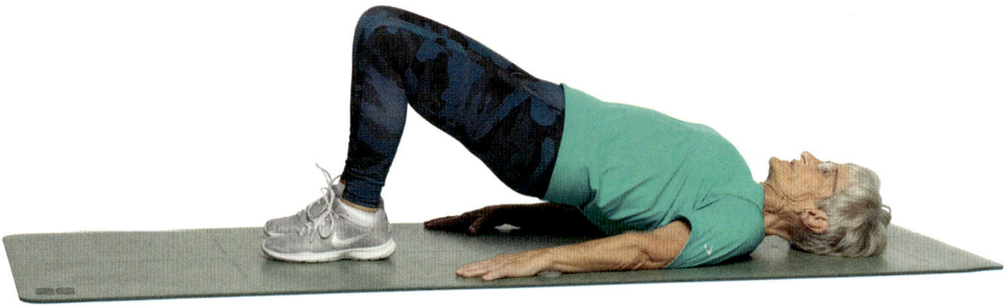

- Starten Sie in der Rückenlage, Beine angewinkelt, Füße hüftbreit aufgestellt. Ihre Arme liegen entlang des Körpers gestreckt auf dem Boden.
- Heben Sie langsam und kontrolliert das Becken an und rollen Sie dann Stück für Stück ganz bewusst die Wirbel auf, bis Sie nur noch auf den Schultern lagern und diese mit Becken und Knien eine Linie bilden oder die Hüfte noch mehr nach oben durchgespannt ist, sodass Sie deutlich die Gesäßspannung spüren.
- Senken Sie nun ebenso kontrolliert das Becken ab, ohne es jedoch vollkommen abzulegen. Kurz bevor Sie den Boden erreichen, beginnen Sie den nächsten Aufrollablauf nach oben.
- Führen Sie die Bewegung 10- bzw. 20-mal aus, gehen Sie dann zurück in die Ausgangsposition. Machen Sie eine kurze Pause und wiederholen Sie die Übung noch 2-mal.

Variation: Sie sind schon fortgeschritten? Üben Sie einbeinig! Lösen Sie ein Bein vom Boden und strecken Sie es in die Luft. Wechseln Sie die Seiten. Oder experimentieren Sie mit der Fußposition: Stellen Sie die Füße auf den Zehenspitzen oder auf den Fersen auf und trainieren Sie die Übung auf diese Weise.

PADDELN STEHEND (STAND-UP-PADDLING)

Kräftigung Schulter- und Rückenmuskulatur

Schwierigkeit: ●●●●●

Anfänger: 3 x 15 Wiederholungen
Fortgeschrittene: 3 x 20 Wiederholungen

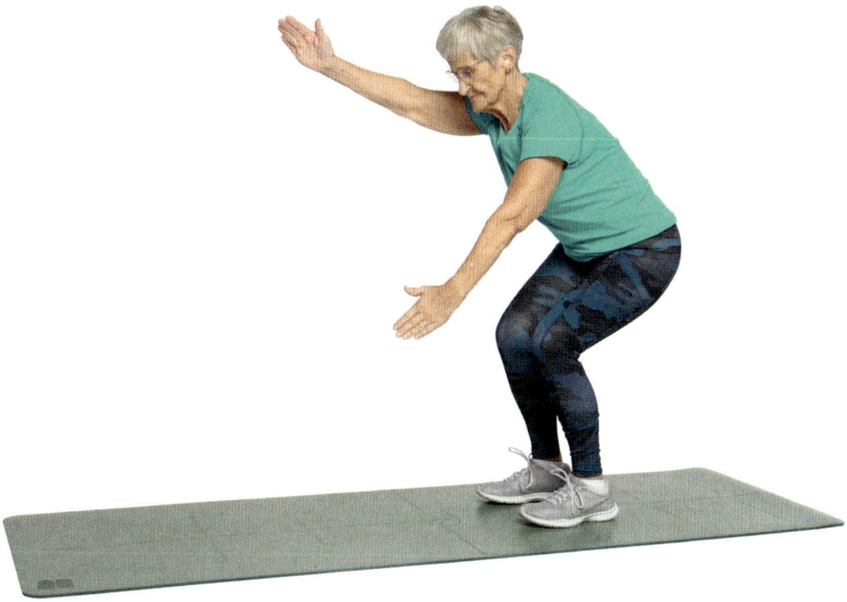

- Stehen Sie aufrecht mit schulterbreit aufgestellten Füßen und leicht gebeugten Knien.
- Strecken Sie die Arme senkrecht nach oben. Senken Sie dann Ihren Oberkörper so weit nach vorne ab, dass es Ihnen noch gelingt, die Arme so hoch wie möglich in dieser Verlängerung zu halten. Spannen Sie aktiv Ihre Bauchmuskeln an.
- Nun beginnen Sie in kleinen Bewegungen mit den gestreckten Armen zu paddeln, wobei die Daumen nach oben zeigen und die Handflächen sich anschauen. Der Kopf bleibt in Verlängerung der Wirbelsäule, das heißt, der Blick ist je nach Vorbeuge etwas nach unten gerichtet. Die Bewegung der Arme erfolgt aus der Schulter.
- Führen Sie die Bewegung 15- bzw. 20-mal aus (eine Bewegung besteht aus einer rechten und linken Armbewegung). Halten Sie Ihren Rumpf dabei ganz fest und stabil. Machen Sie eine kurze Pause und wiederholen Sie die Übung noch 2-mal.

Hinweis: Senken Sie Ihren Oberkörper nur so weit nach vorne ab, wie es Ihnen gelingt, die gestreckten Arme in der Verlängerung zu halten.

TRIZEPS-DIPS

Kräftigung hinterer Oberarm (Trizeps) und Schultergürtel

Schwierigkeit: ●●●●●

Anfänger: 3 x 5 Wiederholungen (bzw. so oft es mit verfügbarer Kraft sauber möglich ist)
Fortgeschrittene: 3 x 10 Wiederholungen

A

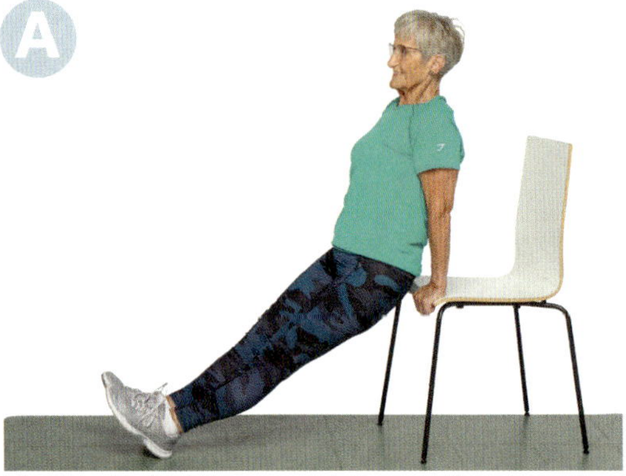

B

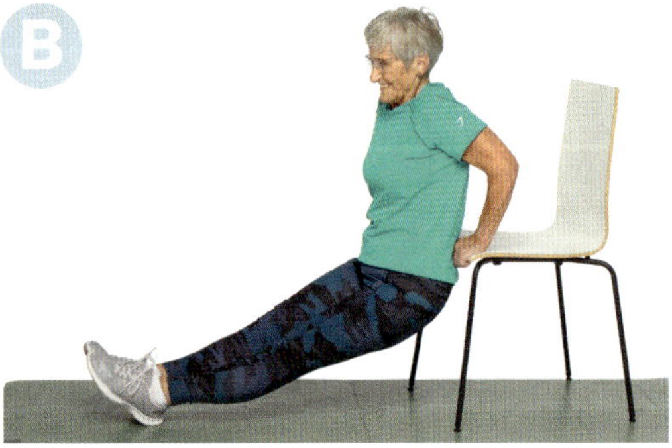

- Setzen Sie sich vorne auf die Kante eines standfesten, kippsicheren Stuhls, die Hände neben der Hüfte an der Stuhlkante, die Arme gestreckt (aber nie durchgestreckt!), die Schultern aktiv nach hinten geöffnet. Die Beine hüftbreit positioniert, Anfänger mit angewinkelten Beinen (leichtere Variante), Fortgeschrittene mit gestreckten Beinen.
- Lösen Sie Ihr Gesäß nach vorne vom Stuhl, sodass Ihr Körper nur noch von den Armen getragen wird. Senken Sie sich nach unten ab, indem Sie die Arme so weit beugen, wie Sie es schaffen. Drücken Sie sich dann aus der Armkraft wieder hoch. Führen Sie die Bewegung 5- bzw. 10-mal aus. Machen Sie dann eine kurze Pause und wiederholen die Übung noch 2-mal.

Wichtig: Halten Sie die Arme bei der Ausführung so eng am Körper wie möglich. Wählen Sie die für Ihre Fitness geeignete Beinposition (siehe Tipp) und steigern sich langsam.

TIPP

Da die Übung es gerade für Anfänger in sich hat, starten Sie mit angewinkelten Beinen, wenn Sie noch untrainiert sind. Trainieren Sie auch die Armkraft langsam und machen Sie erst kleine Auf- und Abbewegungen. Übung macht den Meister! Bald können Sie Ihren kompletten Bewegungsumfang nutzen!

LIEGESTÜTZ (PUSH-UP)

Ganzkörperkräftigung mit Fokus auf Brust- und hintere Oberarmmuskulatur (Trizeps) sowie Schultergürtelmuskulatur

Schwierigkeit: ●●●●●

Anfänger: 3 x 5 Wiederholungen
Fortgeschrittene: 3 x 10 Wiederholungen

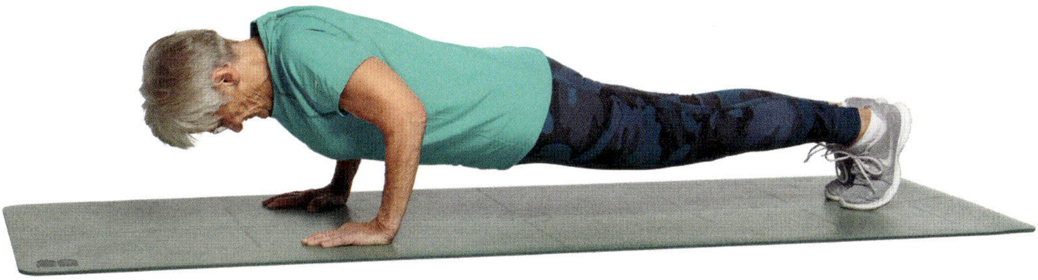

Der Liegestütz ist wahrlich ein Klassiker unter den Kraftübungen mit dem eigenen Körpergewicht. Durch eine Vielzahl an Variationen vom ganz Leichten zum Schweren ist er für Jung und Alt, Anfänger und Leistungssportler eine ideale Grundübung zum Aufbau und Erhalt der Ganzkörperkraft.

- Sie liegen ausgestreckt auf dem Bauch, die Hände neben den Schultern positioniert, die Zehen aufgestellt. Nun spannen Sie bereits am Boden Ihren gesamten Körper fest wie ein Brett an. Dann drücken Sie sich hoch in den Stütz. In der Endposition sind die Arme lang, aber nie ganz durchgestreckt, Hände und Fußspitzen am Boden, Körper lang und fest, Blick nach unten gerichtet.
- Senken Sie sich nun langsam aus der Armkraft wieder bis kurz über den Boden ab. Bleiben Sie kontinuierlich fest angespannt im ganzen Körper.
- Drücken und senken Sie sich nun kontrolliert 5- bzw. 10-mal auf und ab. Achten Sie dabei auf Ihre fest gespannte Rumpfmuskulatur und gerade lange Körperposition. Machen Sie eine kurze Pause und wiederholen Sie dann die Übung noch 2-mal.

Wichtig: Der vollständige Liegestütz ist eine anspruchsvolle Übung, die sehr viel Arm- und Schulterkraft erfordert. Üben Sie als Anfänger zunächst mit abgelegten Knien oder machen Sie den Liegestütz an einer Wand oder am Tisch abgestützt.

BEINHEBEN UND -SENKEN

Kräftigung Bauchmuskulatur, mitgekräftigt werden der untere Rücken und Hüftbeuger

Schwierigkeit: ●●●●●

Anfänger: 3 x 8 Wiederholungen
Fortgeschrittene: 3 x 12 Wiederholungen

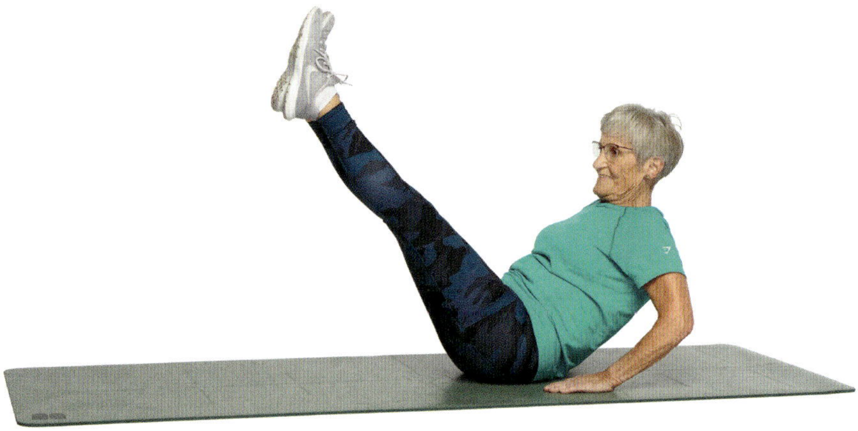

- Starten Sie im Sitz auf dem Boden mit angewinkelten aufgestellten Beinen, die Hände oder Unterarme hinten abgestützt.
- Spannen Sie den Bauch fest an, indem Sie den Nabel nach innen einziehen – diese Spannung wird während der Übung aufrechterhalten.
- Lösen Sie nun ein Bein vom Boden und halten es zunächst angewinkelt zu sich herangezogen, dann ebenso das andere Bein.
- Strecken Sie beide Beine so lang, wie Sie es schaffen. Wichtig: Je gestreckter die Beine, umso mehr Bauchkraft brauchen Sie! Daher: Eine Mini-Streckung am Anfang genügt.
- Wenn Sie in der weitesten Streckung der Beine sind, die Sie unter Aufrechterhaltung Ihrer Bauchspannung schaffen können, führen Sie nun die geschlossenen Beine auf und ab (1-mal auf und ab ist 1 Wiederholung). Wiederholen Sie die Bewegung 8- bzw. 12-mal. Machen Sie dann eine kurze Pause und führen Sie die Übungen noch 2-mal aus.

BICYCLE CRUNCH

Kräftigung der Bauchmuskeln, Schwerpunkt seitliche Rumpfmuskeln

Schwierigkeit: ●●●●●

Anfänger: 3 x 12 Wiederholungen zu jeder Seite
Fortgeschrittene: 3 x 20 Wiederholungen zu jeder Seite

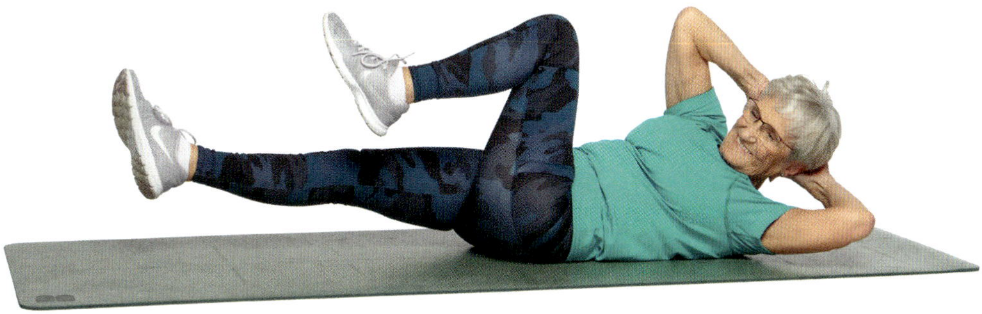

- Starten Sie in der Rückenlage, Beine angewinkelt aufgestellt. Bereiten Sie schon jetzt Ihre starke Mitte vor: Spannen Sie den Bauch an, indem Sie den Nabel nach innen einziehen. Die Hände liegen am Hinterkopf, die Ellenbogen zeigen nach außen.
- Nun heben Sie zunächst im Wechsel die angewinkelten Beine vom Boden und heben den Oberkörper leicht vom Boden ab.
- Nun rotieren Sie Ihren Oberkörper aus der Bauchkraft zur linken Seite, der rechte Ellenbogen und das linke Knie nähern sich dabei so nah wie möglich. Das rechte Bein wandert während der Rotation dicht über dem Boden in die Streckung (nicht ablegen).
- Dann wechseln Sie fließend die Seiten – wie beim Radfahren. Führen Sie die Bewegung zu jeder Seite 12- bzw. 20-mal aus. Machen Sie dann eine kurze Pause und wiederholen Sie die Übung noch 2-mal.

Wichtig: Steuern Sie die Rotation ganz bewusst aus der Bauchkraft, ziehen Sie sich nicht am Kopf hin und her! Der Kopf liegt immer weich in den Händen und wird sanft mitgeführt. Die Kraft kommt nur aus der Mitte. Lassen Sie Ihr Becken immer komplett auf dem Boden liegen – die Rotation kommt nur aus dem Oberkörper.

AUSDAUER

Die Ausdauer stärken: durchhalten bitte!

Schade, wenn einem allzu schnell die Puste ausgeht. Um das zu verhindern, sollten Sie die sogenannte Grundlagenausdauer gezielt verbessern. Damit müssen Sie keine Wettkämpfe gewinnen. Mit diesen Übungen können Sie Durchhalten trainieren.

AUF DER STELLE LAUFEN

Training der Ausdauer (Herz-Kreislauf-System); leichte Kräftigung von gesamter Bein- und Gesäßmuskulatur

Schwierigkeit: ●●●●●

Anfänger: 3 x 1 Minute mit 20 Sekunden Pause dazwischen
Fortgeschrittene: 3 x 3 Minuten mit 20 Sekunden Pause dazwischen

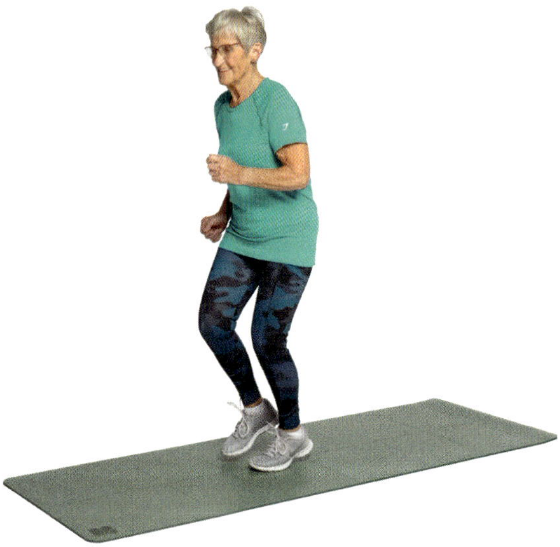

- Stehen Sie aufrecht mit hüftbreit aufgestellten Füßen.
- Beginnen Sie nun, locker auf der Stelle zu laufen. Heben Sie dabei die Knie abwechselnd an und bewegen Ihre Arme mit. Je höher die Knie geführt werden, umso intensiver und somit ausdauerwirksamer ist die Übung.
- Achten Sie beim Laufen darauf, dass Sie immer wieder weich auf den Fußballen landen. Laufen Sie 1 bzw. 3 Minuten, machen Sie dann 20 Sekunden Pause und wiederholen Sie die Übung noch 2-mal.

TIPP

Je nach Fitnesslevel erhöhen Sie zwischendurch für einige Sekunden die Schrittfrequenz oder heben die Knie noch ein Stück höher. Eine weitere Variante zur Steigerung der Intensität ist das Mitführen kleiner Gewichte in den Händen beim Laufen.

HAMPELMANN (JUMPING JACK)

Ganzkörperübung, die nicht nur die Ausdauer, sondern auch die Bein- und Oberkörpermuskeln stärkt, die Koordination fördert und die Gelenke mobilisiert

Schwierigkeit: ●●●●●

Anfänger: 3 x 1 Minute (20 Sekunden Pause)
Fortgeschrittene: 4 x 90 Sekunden (20 Sekunden Pause)

A

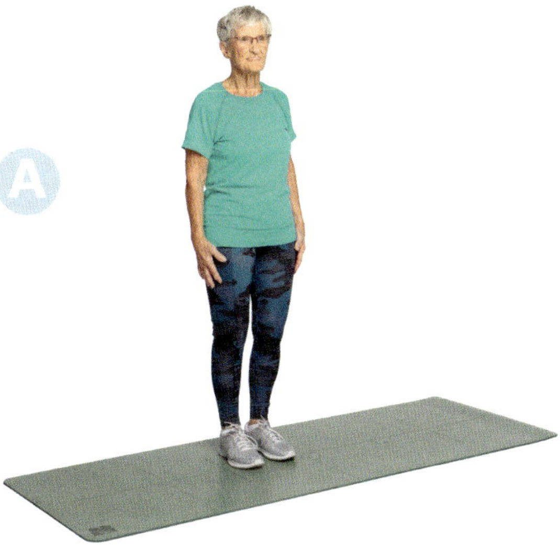

B

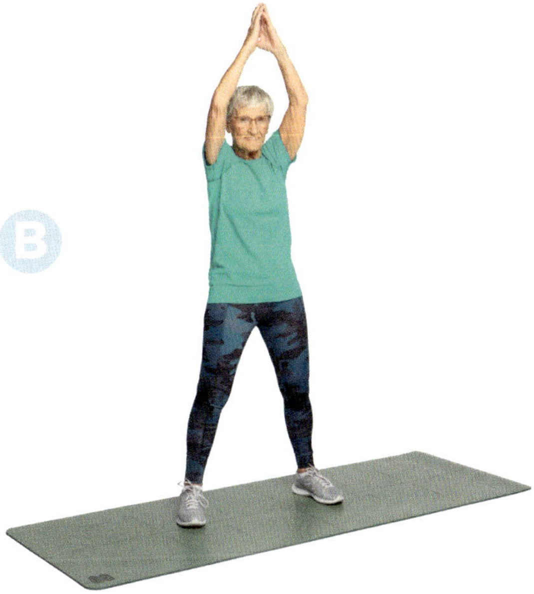

- Stehen Sie aufrecht mit hüftbreit aufgestellten Füßen, die Arme lang seitlich am Körper (Foto A).
- Beinbewegung: Springen Sie weich federnd vom Boden ab und landen Sie ebenso weich wieder in einer breiten Beinposition (Foto B). Dann wieder weich in die enge Position springen.
- Armbewegung: Während des Sprungs in die breite Position führen Sie die Arme in weitem Kreis nach oben über dem Kopf zusammen, beim Rücksprung wieder nach unten. Führen Sie die Bewegung 1 Minute bzw. 90 Sekunden aus, machen Sie dann 20 Sekunden Pause und wiederholen Sie die Übung noch 2- bzw. 3-mal.
- Passen Sie die Schnelligkeit des Bewegungsablaufs an Ihr Fitnesslevel an.

Wichtig: Achten Sie auf sehr weiche, fast geräuschlose Sprünge, aber einen fest angespannten Körper: Schultergürtel, Bauch, Gesäß immer fest, die Arme kraftvoll gespannt und lang, aber nicht durchgestreckt (immer minimale Ellenbogenbeugung).

HIGH KNEES

Ganzkörperübung mit Fokus auf Ausdauer; Kräftigung der Bein- und Bauchmuskeln

Schwierigkeit: ●●●●●

Anfänger: 3 x 30 Sekunden
Fortgeschrittene: 4 x 1 Minute

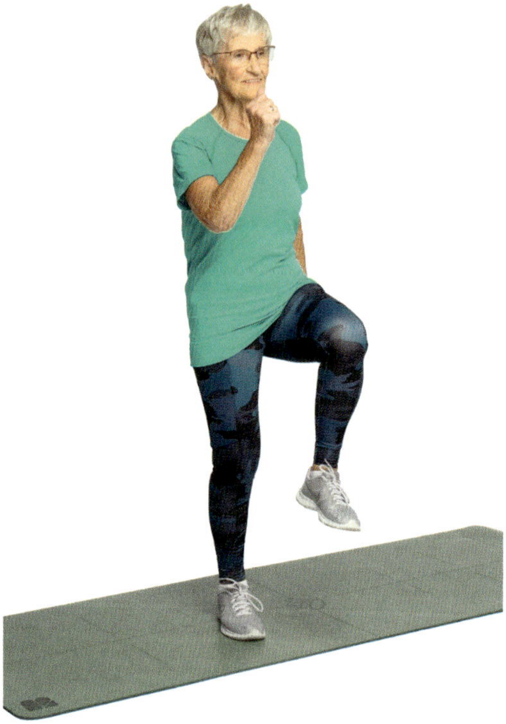

- Stehen Sie aufrecht mit schulterbreit aufgestellten Füßen, die Arme lang seitlich am Körper, der Blick geradeaus. Aktivieren Sie wie immer schon zu Beginn Ihre Bauchmuskeln.
- Beginnen Sie nun einen Lauf auf der Stelle, bei dem Sie Ihre Knie im Wechsel so hoch wie möglich ziehen – wenn es geht bis zur Hüfte. Vielleicht sogar höher?
- Landen Sie immer wieder weich auf den Fußballen und nehmen Sie die Arme dynamisch mit bei diesem Kniehebelauf. Führen Sie die Bewegung 30 bzw. 60 Sekunden aus, machen Sie dann eine kurze Pause und wiederholen Sie die Übung noch 2- bzw. 3-mal.
- Wählen Sie die Schnelligkeit der Bewegung und Dauer eines Durchgangs je nach Fitnesslevel.

TIPP

Die Oberschenkel sollten bei jedem Schritt mindestens bis zur 90-Grad-Stellung von Ober- und Unterschenkel gezogen werden. Hände und Arme werden im Laufstil abwechselnd mitbewegt. Erst dann wird die Intensität dieser Übung spürbar.

MOUNTAINCLIMBER

Ganzkörperübung mit Fokus auf Ausdauer und Kräftigung der Bauchmuskeln

Schwierigkeit: ●●●●●

Anfänger: 3 x 15 Wiederholungen
Fortgeschrittene: 4 x 20 Wiederholungen

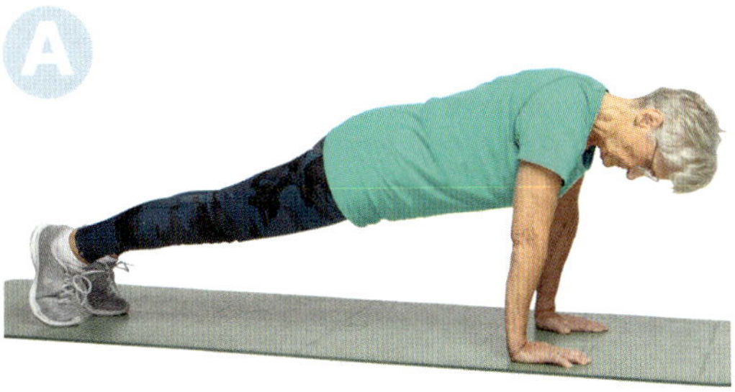

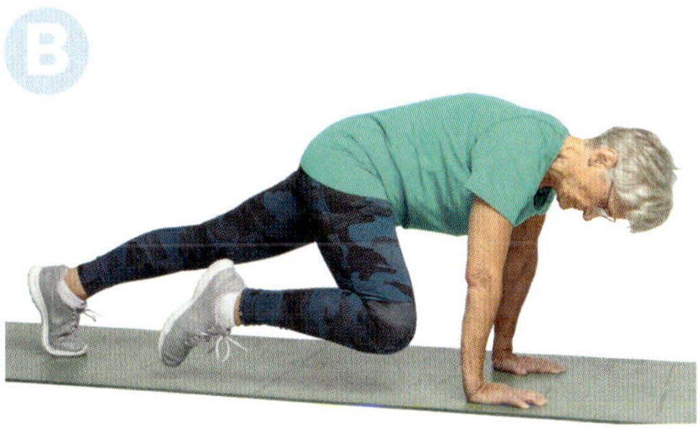

- Starten Sie in der Liegestützposition – Hände senkrecht unter den Schultern, Füße der gestreckten Beine hüftbreit auf den Fußballen aufgestellt, Blick nach unten gerichtet; der Körper bildet eine feste Linie (Foto A).
- Spüren Sie gleich zu Beginn in Ihre Körperhaltung hinein: Sie sind lang gespannt, der Bauch ist bereits aktiv fest eingezogen.
- Beugen Sie nun ein Knie und ziehen Sie es dicht in Richtung Brust (Foto B). Strecken Sie dann das Bein wieder nach hinten aus. Ziehen Sie dann das andere Knie Richtung Brust.
- Wiederholen Sie die abwechselnde Beinbewegung 15- bzw. 20-mal fließend (1-mal rechts und 1-mal links ist 1 Wiederholung). Machen Sie dann eine kurze Pause und wiederholen Sie Übung noch 2- bzw. 3-mal. Je nach Fitnesslevel erfolgt die Bewegung gesprungen oder gegangen.

Variation: Kitzeln Sie mit dem Mountainclimber auch mal die Kraft aus Ihren seitlichen Bauchmuskeln: Ziehen Sie dazu die Knie nicht gerade Richtung Brust, sondern diagonal unterm Körper zur Seite; dabei rotiert Ihr fester Oberkörper ebenfalls ein wenig zu den Seiten.

Wichtig: Kontrollieren Sie stets Ihre Armhaltung – die Hände sind im Stütz stets unter den Schultern. Nutzen Sie beim Beinbeugen Ihren kompletten Bewegungsspielraum. Halten Sie Ihre Mitte fest gespannt.

GESPRUNGENE KNIEBEUGE (SQUAT JUMP)

Ausdauerübung mit intensiver Kräftigung der gesamten Bein- und Gesäßmuskulatur

Schwierigkeit: ●●●●●

Anfänger: 3 x 10 Wiederholungen
Fortgeschrittene: 4 x 15 Wiederholungen

A

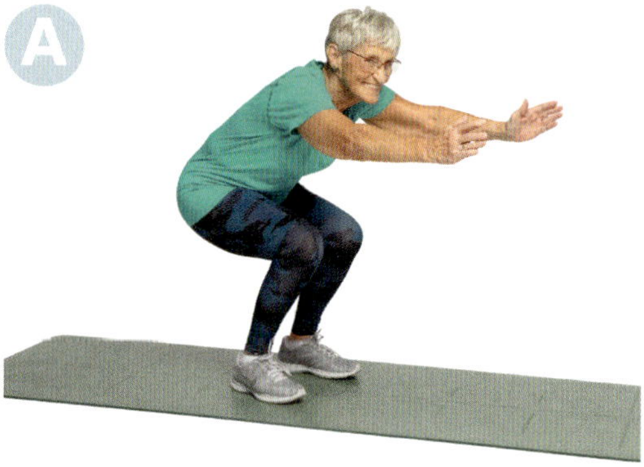

B

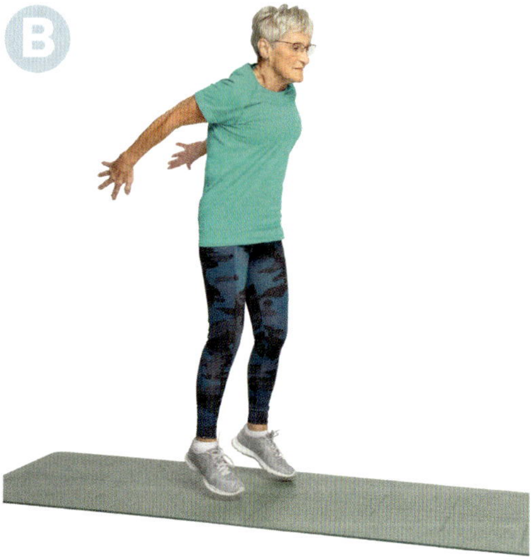

- Stehen Sie aufrecht mit hüftbreit aufgestellten Füßen, der Oberkörper ist leicht nach vorne geneigt. Die Arme sind angewinkelt seitlich am Körper.
- Beugen Sie nun die Beine wie bei einer normalen Kniebeuge, bis die Oberschenkel parallel zum Boden sind; der Oberkörper ist leicht nach vorne geneigt, die Knie ragen in der Endposition nicht über die Fußspitzen hinaus.
- Halten Sie dabei den Blick immer nach vorne gerichtet und die Brust so aufrecht wie möglich, das Gesäß bewusst weit nach hinten gestreckt.
- Nun holen Sie mit den Armen nach vorne Schwung und drücken sich vom Boden in einen Sprung ab, wobei Sie die Arme lang nach hinten führen.
- Landen Sie wieder weich auf den Vorderfüßen und starten eine neue Kniebeuge. Führen Sie die Bewegung 10- bzw. 15-mal aus. Machen Sie eine kurze Pause und wiederholen Sie die Übung noch 2- bzw. 3-mal.

Variation: Wenn Sie noch untrainiert sind, können Sie auch überwiegend normale Kniebeugen durchführen und zwischendurch immer mal einen Sprung integrieren. Mit der Zeit können Sie dann die Anzahl Ihrer gesprungenen Kniebeugen steigern.

GEHEN UND WALKEN

Kreislaufaktivierung und leichtes Ausdauertraining

Schwierigkeit: ●●●●●

Anfänger: 5 Minuten
Fortgeschrittene: 10 Minuten

- Stehen Sie aufrecht mit hüftbreit aufgestellten Füßen. Gehen Sie zunächst einfach locker auf der Stelle – beginnen Sie langsam und werden Sie dann allmählich schneller, bis Sie für Ihr Gefühl zügig marschieren.
- Winkeln Sie die Arme dabei an und bewegen Sie sie mit.
- Nun beginnen Sie zu walken – dabei rollen Sie ganz bewusst den Fuß von der Ferse über die Zehen immer komplett ab. Von den Zehen drückt der Fuß energisch ab.
- Beachten Sie dabei: Sobald sich die Zehen des einen Fußes vom Boden abdrücken, setzt die Ferse des anderen Fußes auf den Boden auf.
- Walken Sie nun intensiv und gleichmäßig auf diese Weise weiter und erspüren Sie aufmerksam den Unterschied zum Walken und Ihrem sonstigen persönlichen „Alltagsgehen“, mit dem Sie gestartet sind. Führen Sie die Bewegung 5 bzw. 10 Minuten aus.

TIPP

Wenn Sie etwas Platz um sich herum haben, walken Sie auch mal etwas im Raum umher, um die Bewegung auch in der Fortbewegung zu erfahren. Am besten walken Sie bei geöffnetem Fenster. Frische Luft sorgt dafür, dass mehr Sauerstoff über die Lungen ins Blut gelangt.

KOORDINATION

Trainieren Sie Ihr Gleichgewicht!

Mit zunehmendem Alter steigt die Verletzungsgefahr. Beugen Sie mit Übungen zur Verbesserung der Koordinationsfähigkeit vor. Das geht mit Alltagsaufgaben ebenso wie mit gezieltem Training, bei dem der Gleichgewichtssinn geschult wird.

EINBEINSTAND

Training des Gleichgewichts, aber auch Kräftigung der Fuß- und Beinmuskulatur und Hüfte des Standbeins

Schwierigkeit: ●●●●●

Anfänger: 90 Sekunden auf jedem Bein
Fortgeschrittene: 2 Minuten auf jedem Bein

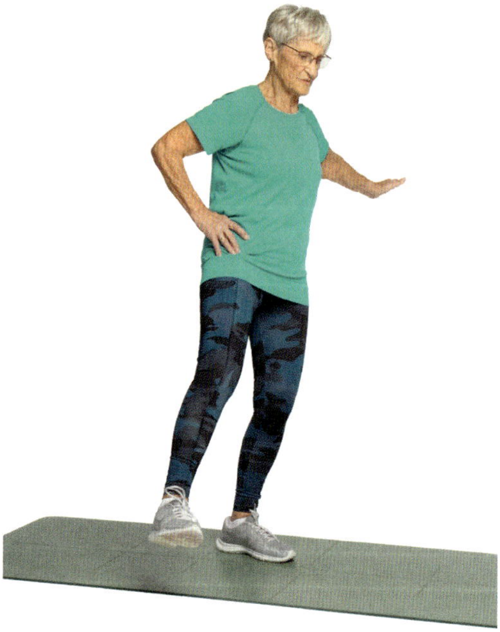

- Stehen Sie aufrecht mit eng nebeneinander aufgestellten Füßen, die Knie nicht komplett durchgestreckt, die Arme entweder seitlich lang am Körper oder auch in den Hüften abgestützt, Blick geradeaus.
- Verlagern Sie nun das Gewicht auf Ihren linken Fuß und lösen Sie den rechten Fuß vom Boden – die Balance-Arbeit beginnt!
- Führen Sie das rechte Bein konzentriert etwas nach außen, um es dort zu halten. Zur Unterstützung der Balance-Arbeit können Sie den linken Arm zur Seite ausstrecken. Sie können aber auch beide Arme breit öffnen beim Balancieren.
- Üben Sie so ca. 90 Sekunden bzw. 2 Minuten und wechseln dann die Seite.

Wichtige Infos und Tipps:

Zum Halten der Balance hilft es, wenn Sie sich bei nach vorne gerichtetem Blick einen Punkt auf dem Boden suchen, den Sie fixieren. Schauen Sie jedoch nicht auf die Füße.

EINBEINSTAND MIT GESCHLOSSENEN AUGEN

Training des Gleichgewichts, aber auch Kräftigung der Fuß- und Beinmuskulatur und Hüfte des Standbeins

Schwierigkeit: ●●●●●

Anfänger: 30 Sekunden auf jedem Bein
Fortgeschrittene: 1 Minute auf jedem Bein

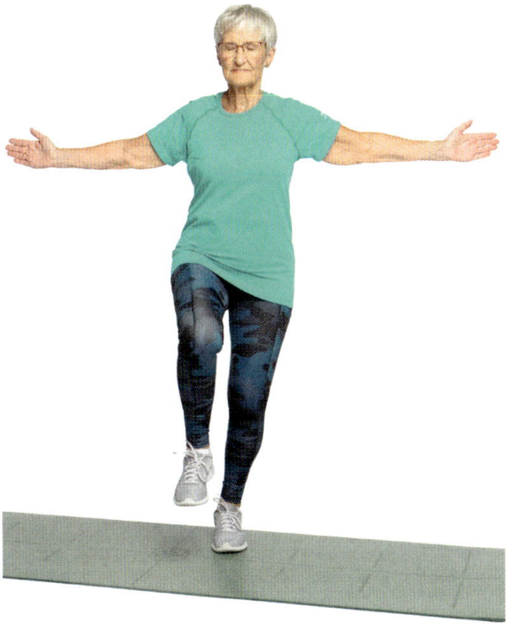

- Stehen Sie aufrecht mit eng nebeneinander aufgestellten Füßen, die Knie nicht komplett durchgestreckt, die Arme ausgebreitet, Blick geradeaus.
- Verlagern Sie nun das Gewicht auf Ihren linken Fuß und lösen Sie den rechten Fuß vom Boden – die Balance-Arbeit beginnt!
- Führen Sie das rechte Bein konzentriert angewinkelt nach oben, um es dort zu halten. Und nun schließen Sie die Augen!
- Üben Sie so ca. 30 Sekunden bzw. 1 Minute und wechseln Sie dann die Seite.

Wichtige Infos und Tipps:
Sie sind extrem wacklig? Nicht irgendwo festhalten! „Tappen" Sie lieber zuerst einfach mit dem Fuß des abzuhebenden Beines immer wieder auf den Boden und verlängern Sie nach und nach die Zeiträume des Einbeinstehens. So tasten Sie sich langsam heran.

Spüren Sie bewusst die Kraftarbeit im Standbein! Durch das Wackeln beim Ausbalancieren arbeiten zahlreiche Muskeln vom Fuß bis in die Hüfte. Das kann ganz schön brennen und ist Muskeltraining pur!
Erspüren Sie auch den Unterschied zum Einbeinstand mit geöffneten Augen.

SHOULDER TAPS

Intensive Kräftigung der gesamten Rumpfmuskulatur

Schwierigkeit: ●●●●●

Anfänger: 3 x 6 Taps jede Seite)
Fortgeschrittene: 3 x 12 Taps jede Seite

A

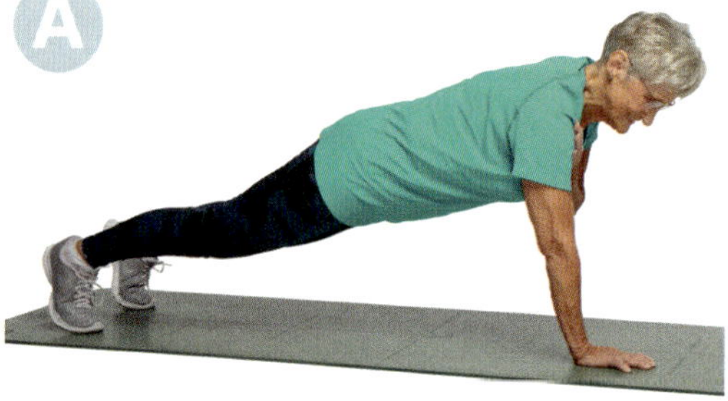

B

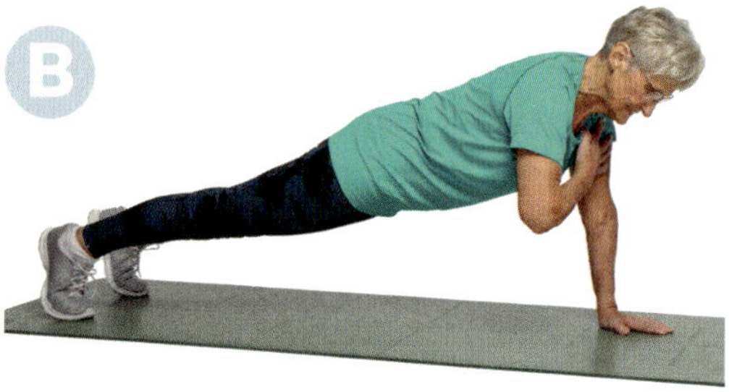

- Starten Sie in der Liegestützposition. Die Hände sind senkrecht unter den Schultern aufgestellt. Der Körper ist ganz fest und bildet eine gerade Linie.
- Bringen Sie nun noch mal ganz bewusst aktiv Spannung in Ihren gesamten Körper: Bauch anspannen, indem Sie den Nabel nach innen einziehen, Gesäß fest anspannen.
- Nun berühren Sie immer abwechselnd mit der rechten Hand die linke Schulter und mit der linken Hand die rechte Schulter. Spüren Sie die Herausforderung, Ihren Rumpf – vor allem Ihr Becken – ganz gerade und fest zu halten? Führen Sie die Bewegung zu jeder Seite 6- bzw. 12-mal aus. Machen Sie dann eine kurze Pause und wiederholen Sie die Übung noch 2-mal.

TIPP

Umso weiter die Füße auseinander aufgestellt sind, umso einfacher ist der Ablauf. Experimentieren Sie, bei welcher Fußbreite Sie die Übung mit fester Rumpfhaltung gerade noch so schaffen können. Wenn Sie ganz untrainiert sind, führen Sie die Übung zunächst mit aufgestellten Knien durch. Mit einem kürzeren Hebel ist es einfacher.

ARM CIRCLES

Koordination mit Mobilisierung des Schultergürtels

Schwierigkeit: ●●●●●

Anfänger: 15-mal in jede Richtung
Fortgeschrittene: 20-mal in jede Richtung

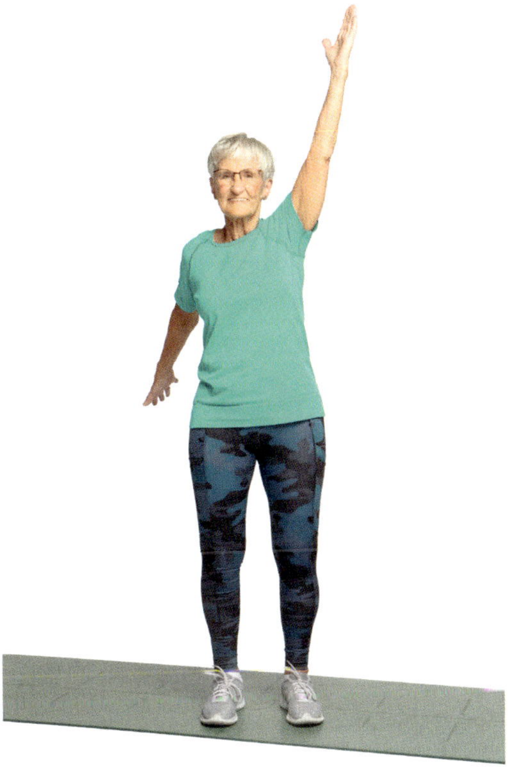

- Stehen Sie aufrecht mit hüftbreit aufgestellten Füßen.
- Heben Sie nun Ihre ganz lang gestreckten Arme nach oben.
- Beginnen Sie dann, gegengleiche Armkreise zu beschreiben: Ein Arm kreist nach vorne, der andere nach hinten.
- Nutzen Sie dabei den gesamten Bewegungsspielraum, der Ihnen zur Verfügung steht. Nehmen Sie diese Ihnen zur Verfügung stehende Weite der Kreisbewegung sowie die gegengleiche Arbeit ganz bewusst wahr.
- Kreisen Sie in beide Richtungen je ca. 15- bzw 20-mal.

TIPP

Variieren Sie diese Übung zwischendurch einmal und federn oder laufen Sie dabei auf der Stelle.

KRABBE

Koordination und Kräftigung von Schultergürtel und Rumpf

Schwierigkeit: ●●●●●

Anfänger: 3 x 5 Wiederholungen jede Seite
Fortgeschrittene: 3 x 10 Wiederholungen jede Seite

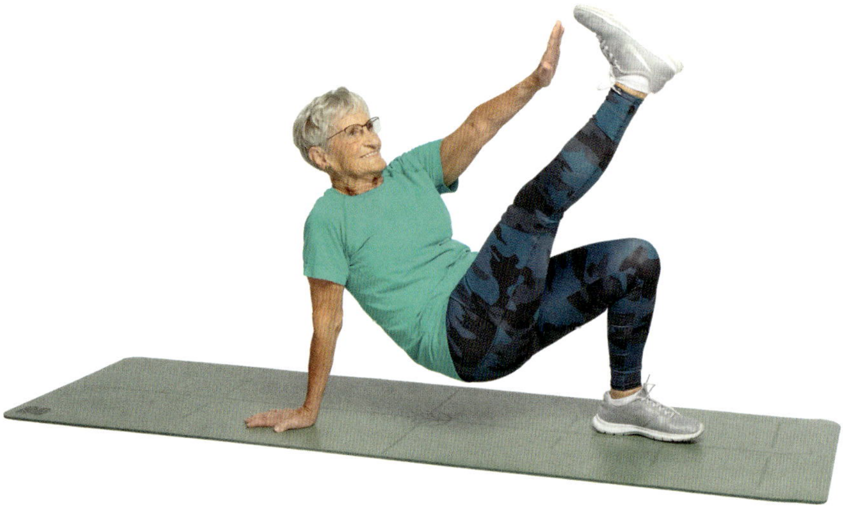

- Die Krabbe starten Sie auf allen vieren, aber andersherum: Der Bauch zeigt nach oben, der Rücken nach unten. Zunächst sitzen Sie auf dem Boden mit schon vorbereiteten aufgestellten Füßen und Händen.
- Lösen Sie sich aus dem Sitz, indem Sie das Gesäß heben. Kontrollieren Sie dabei Ihren Schultergürtel: Er ist fest – Schulter tief und immer nach hinten unten gerichtet (Brust nach oben herausdrücken). Der Kopf wird in Verlängerung der Wirbelsäule gehalten.
- Starten Sie nun klein: Lösen Sie den rechten Fuß ein kleines Stück vom Boden und dann dazu die linke Hand auch ein kleines Stück. Dann dasselbe mit der anderen Diagonale. Machen Sie zunächst zum Einstimmen und Ausprobieren einige dieser kleinen Wechsel, wo Sie nur wenig abheben.
- Dann versuchen Sie den Bewegungsumfang zu erhöhen. Ziel ist es, das Bein gestreckt mit zum Schienbein angezogener Fußspitze in die Luft zu führen und sich mit der diagonalen Hand Richtung Zehen zu strecken. Wiederholen Sie die Bewegung zu jeder Seite im Wechsel je 5-bzw. 10-mal. Machen Sie dann eine kurze Pause und führen Sie die Übung noch 2-mal aus.

Hinweis: Die Übung ist recht anspruchsvoll. Wenn Sie untrainiert sind, machen Sie zunächst kleine diagonale Ablösebewegungen. So trainieren Sie bereits wirksam die Koordination.

VIERFÜSSLERSTAND EINROLLEN/AUFSPANNEN

Kräftigung der gesamten Bauchmuskulatur. Mitgekräftigt werden der untere Rücken und der Hüftbeuger

Schwierigkeit: ●●●●●

Anfänger: 3 x 10 Wiederholungen jede Seite
Fortgeschrittene: 3 x 15 Wiederholungen jede Seite

A

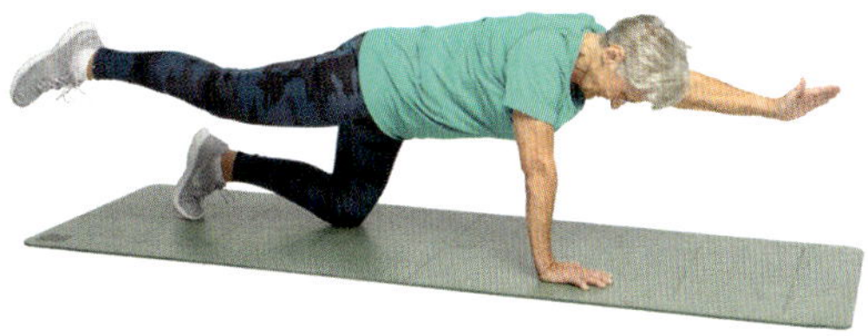

B

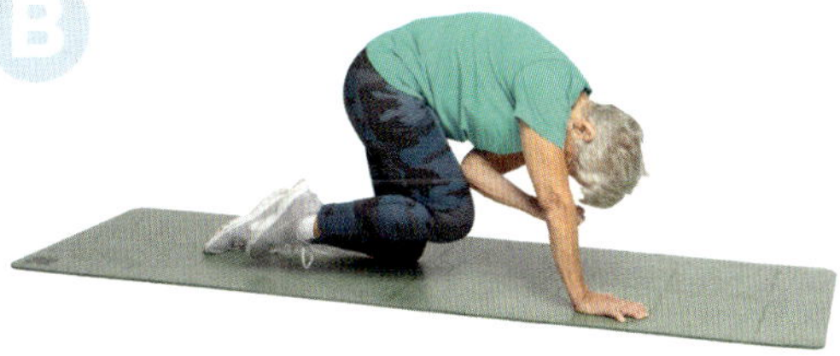

- Starten Sie im Vierfüßlerstand, Hände senkrecht unter den Schultern, Knie senkrecht unter den Hüften, Kopf in Verlängerung der Wirbelsäule mit Blick Richtung Boden.
- Zur Vorbereitung spannen Sie wieder aktiv Ihre Mitte an: Bauch fest einziehen.
- Heben Sie nun den rechten Arm lang gestreckt an, der Daumen zeigt nach oben. Dann strecken Sie das linke Bein ebenfalls lang aus. Sie sind nun ganz waagerecht diagonal ausgestreckt (Foto A).
- Aus dieser Waagerechten rollen Sie sich nun fließend rund ein, dabei nähern sich Ellenbogen und Knie diagonal. Igeln Sie sich so rund wie möglich zusammen.
- Wechseln Sie 10- bzw. 15-mal fließend zwischen der eingerollten und gestreckten Haltung. Nach dem Durchgang wechseln Sie die Diagonale und machen den nächsten Durchgang. Machen Sie dann eine kurze Pause und wiederholen Sie die Übung noch 2-mal.

TIPP

Bringen Sie noch mehr Power in die Übung: Dazu spannen Sie sich mit Arm und Bein so intensiv auf, dass Sie die Muskelkraft in der jeweiligen Gesäßhälfte, der Schulter und im unteren Rücken so richtig spüren. Hier ist die Bauchspannung besonders wichtig, denn sie vermeidet Überstreckung und Durchhängen in ein ungünstiges Hohlkreuz.

THERABAND

Kleines Band mit großer Wirkung!

Ob zu Hause oder im Fitnessstudio – mit den langen flachen Gummibändern können Sie entweder den ganzen Körper oder gezielt einzelne Bereiche stärken. Sie erreichen vor allem kleine Muskeln, die sonst wenig gefordert werden.

BIZEPS-CURLS

Kräftigung der vorderen Oberarmmuskulatur (Bizeps)

Schwierigkeit: ●●●●●

Anfänger: 3 x 10 Wiederholungen
Fortgeschrittene: 3 x 15 Wiederholungen

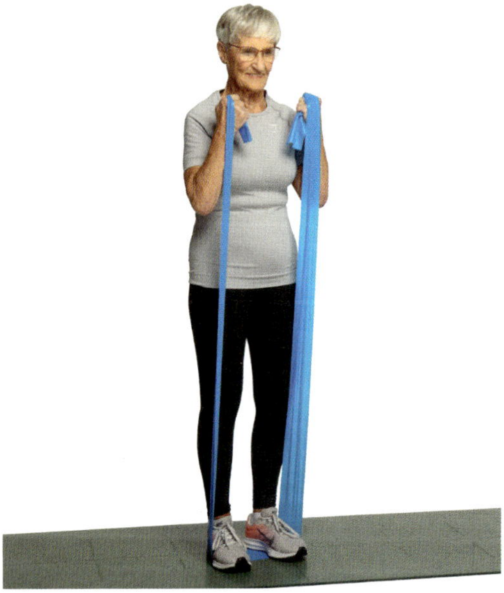

Wichtig: Die Schultern sind beim Ablauf stets geöffnet, fest und nach hinten unten gezogen. Der ganze Körper ist aufrecht, unbeweglich und stark. Die Beine sind in den Kniegelenken leicht gebeugt.

- Stehen Sie aufrecht mit hüftbreit aufgestellten Füßen, die Mitte des Therabands unter Ihre Füße gespannt. Mit den Händen halten Sie die Enden des Bands, die Arme sind nach unten gerichtet, aber nicht komplett durchgestreckt, die Handflächen zeigen zum Körper. Das Band ist in der Startposition bereits in einer leichten Vorspannung.
- Beugen Sie die Unterarme gegen die Bandspannung maximal nach oben an, während die Ellenbogen fest seitlich am Körper bleiben. Bei der Bewegung drehen sich die Handflächen nach oben. Die Bewegung selbst erfolgt nur aus den Unterarmen.
- Beugen und strecken Sie die Arme nun fließend, beim Strecken die Arme jedoch nie komplett durchstrecken, sondern immer eine ganz kleine Ellenbogenbeugung beibehalten. Führen Sie die Bewegung 10- bzw. 15-mal aus. Machen Sie dann eine kurze Pause und wiederholen Sie die Übung noch 2-mal.

SEITHEBEN

Kräftigung Schultermuskulatur

Schwierigkeit: ●●●○○

Anfänger: 3 x 10 Wiederholungen
Fortgeschrittene: 3 x 15 Wiederholungen

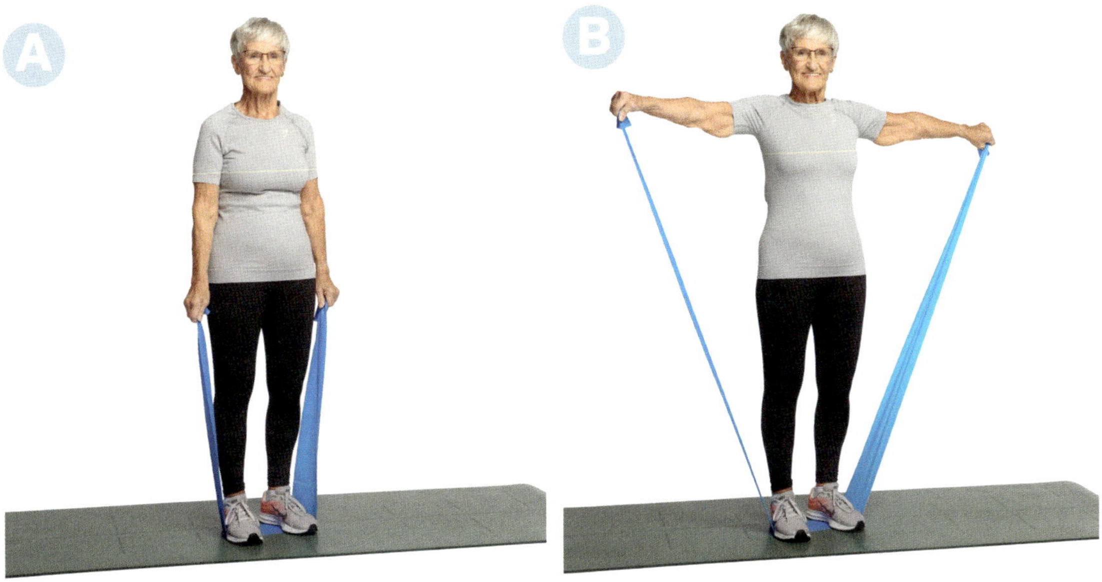

- Stehen Sie aufrecht mit hüftbreit aufgestellten Füßen, das Theraband unter Ihre Füße gespannt. Mit den Händen halten Sie die Enden des Bands, die Arme sind nach unten gerichtet, aber nicht durchgestreckt, die Handflächen zeigen zum Körper. Das Band ist bereits in einer leichten Vorspannung.
- Heben Sie nun die nicht durchgestreckten Arme seitlich gegen die Bandspannung bis Schulterhöhe an. Halten Sie kurz und senken Sie die Arme kontrolliert wieder. Führen Sie die Bewegung 10- bzw. 15-mal aus. Machen Sie dann eine kurze Pause und wiederholen Sie die Übung noch 2-mal.

Wichtig: Die Schultern sind dabei stets fest und nach hinten unten gezogen. Der ganze Körper ist aufrecht, unbeweglich und stark. Die Beine sind in den Kniegelenken leicht gebeugt. Die Hände sind immer eine starke Verlängerung der Arme und knicken nie in den Gelenken ein.

Variationen: Drehen Sie die Hand mit dem Daumen nach unten, wird die hintere Schulter intensiver trainiert; dreht der Daumen nach oben, wird die vordere Schulter intensiver trainiert und auch die oberen Brustmuskeln. Variationen sind tolle Impulse für den Körper!

REVERSE FLY

Kräftigung der gesamten Schultermuskulatur (Rotatorenmanschette) und anteilig des oberen Rückens

Schwierigkeit: ●●●●●

Anfänger: 3 x 10 Wiederholungen
Fortgeschrittene: 3 x 15 Wiederholungen

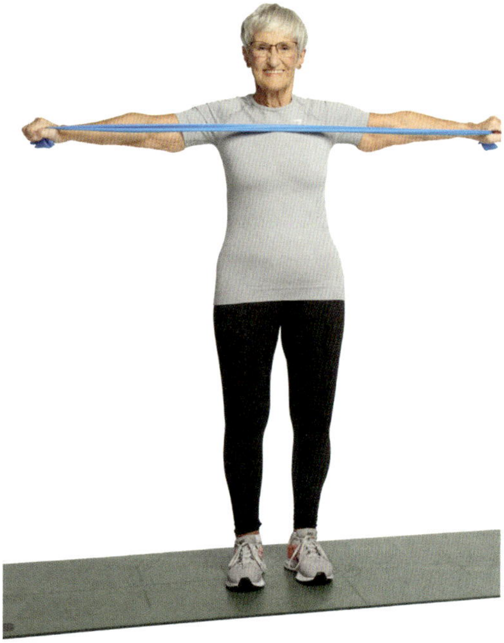

- Stehen Sie aufrecht mit hüftbreit aufgestellten Füßen, das Theraband bei nach parallel nach vorne gestreckten Armen mit den Händen in leichter Vorspannung gehalten. Die Handrücken zeigen nach oben. Die Schultern sind nach hinten unten gezogen.
- Ziehen Sie nun mit den langen starken Armen das Band auseinander. Achten Sie auf eine starke und feste Handgelenkführung – die Hände sind die feste Verlängerung der Arme, das Handgelenk knickt nicht. In der Endposition sind die Arme weit zur Seite gestreckt und das gespannte Band berührt die Brust.
- Führen Sie nach kurzem Halten das Band kontrolliert zurück. Führen Sie die Bewegung 10- bzw. 15-mal aus. Machen Sie dann eine kurze Pause und wiederholen Sie die Übung noch 2-mal.

Wichtig: Halten Sie immer eine Grundspannung im Band, es hängt nie locker durch. Haben Sie immer eine feste und starke Handposition in Verlängerung des Arms. Halten Sie Ihren Rumpf fest und ruhig, die Bewegung erfolgt nur aus der Schulter.

Variation: Ändern Sie ruhig einmal die Handposition und verändern damit etwas den Impuls auf die Muskeln: Führen Sie zum Beispiel die Handrücken nach außen. Oder führen Sie die Züge mit nach oben gerichteten Handflächen aus. Ihre Muskeln freuen sich!

SEATED ROW

Kräftigung der großen Rückenmuskeln (Latissimus)

Schwierigkeit: ●●●●●

Anfänger: 3 x 10 Wiederholungen
Fortgeschrittene: 3 x 15 Wiederholungen

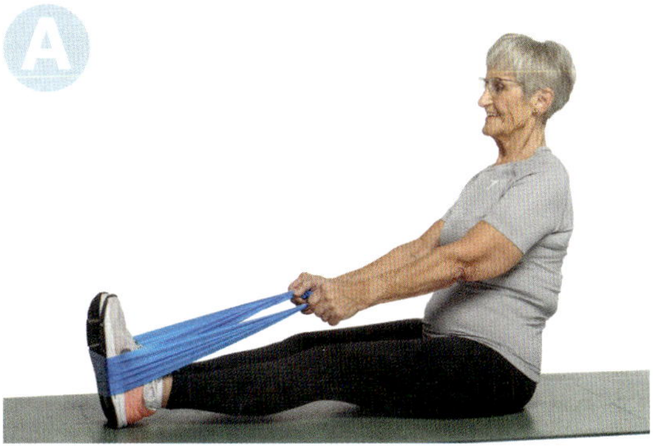

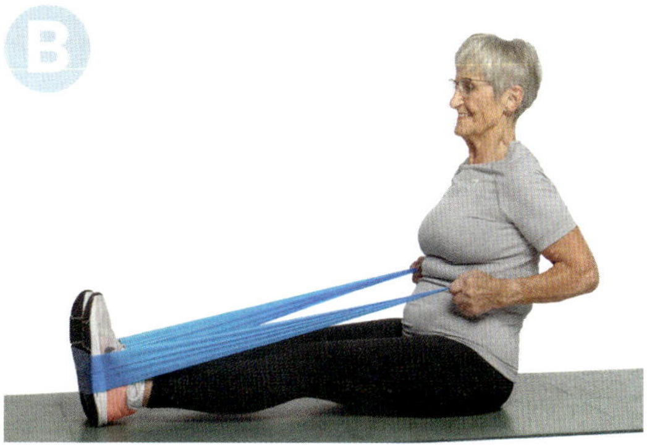

- Starten Sie im Sitz auf dem Boden. Spannen Sie das Theraband unter Ihre Fußsohlen. Halten Sie die Beine entweder etwas angewinkelt (leichtere Variante) oder lang gestreckt (schwierigere Variante). Die Arme sind gestreckt mit ganz leichter Ellenbogenbeugung, die Handflächen nach innen gerichtet. Der Oberkörper ist aufrecht und dabei ganz leicht nach hinten gelehnt, die Brust geöffnet und die Schultern sind nach hinten unten gezogen.
- Ziehen Sie nun gegen den Widerstand des Bandes die Arme dicht zum Körper heran, so weit, bis die Hände seitlich auf Brusthöhe die Endposition erreichen. In dieser Endposition ziehen Sie noch mal ganz bewusst, die Schulterblätter hinten zusammen, um die Kraft komplett zu nutzen.
- Nach kurzem Halten kehren Sie mit den Armen in die lange Position zurück, um sogleich eine neue Wiederholung zu starten. Führen Sie die Bewegung 10- bzw. 15-mal aus. Machen Sie dann eine kurze Pause und wiederholen Sie die Übung noch 2-mal.

HIP ABDUCTION

Kräftigung der Hüfte und der Beinaußenseiten (Abduktoren)

Schwierigkeit: ●●●●●

Anfänger: 3 x 10 Wiederholungen jedes Bein
Fortgeschrittene: 3 x 15 Wiederholungen jedes Bein

A

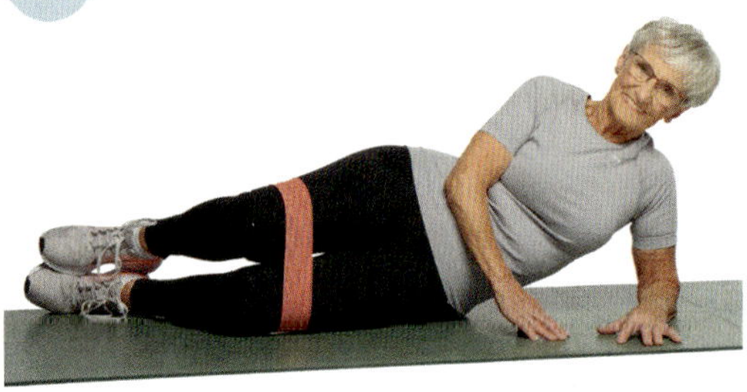

B

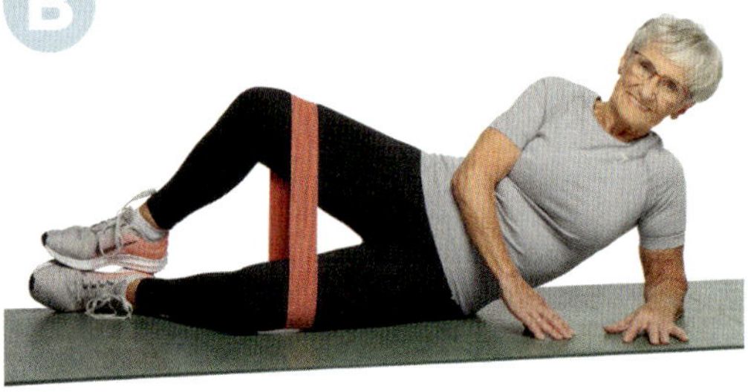

- Verknoten Sie das Theraband oberhalb Ihrer Knie um die Beine. Begeben Sie sich in Seitlage, der Oberkörper auf dem linken Unterarm abgestützt, die rechte Hand stützt leicht vor dem Oberkörper, die Beine liegen etwas angewinkelt übereinander.
- Nun öffnen Sie gegen die Bandspannung die Hüfte, indem Sie das rechte Bein aufdrehen und dabei das Knie nach oben führen.
- Halten Sie einen Augenblick die Endspannung und führen Sie das Bein dann kontrolliert wieder zurück. Führen Sie die Bewegung 10- bzw. 15-mal aus, wechseln Sie dann die Seite und führen die Bewegung mit dem anderen Bein nach oben aus. Machen Sie dann eine kurze Pause und wiederholen Sie die Übung noch 2-mal.
- Sie können natürlich auch zuerst die 3 Durchgänge für eine Seite machen und dann zur anderen Seite wechseln.

Hinweis: Alternativ zum langen Theraband gibt es auch die sogenannten Minibänder, die nicht verknotet werden müssen, da sie ein kleines geschlossenes Gummiband sind. Wenn Sie sich ein solches Band zu Ihrem langen Band besorgen, sind Sie bestens ausgestattet für Ihren Work-out.

Variation: Variieren Sie die Übung, indem Sie das obere Bein nicht in der Hüfte nach oben aufdrehen, sondern heben Sie es aus der Hüfte nur an. Das Knie zeigt bei dieser Variante weiterhin nach vorne, da das Bein nur seitlich hochgehoben wird in die Bandspannung.

DONKEY KICKS

Kräftigung der Gesäßmuskulatur

Schwierigkeit: ●●●●●

Anfänger: 3 x 10 Wiederholungen jedes Bein
Fortgeschrittene: 3 x 15 Wiederholungen jedes Bein

A

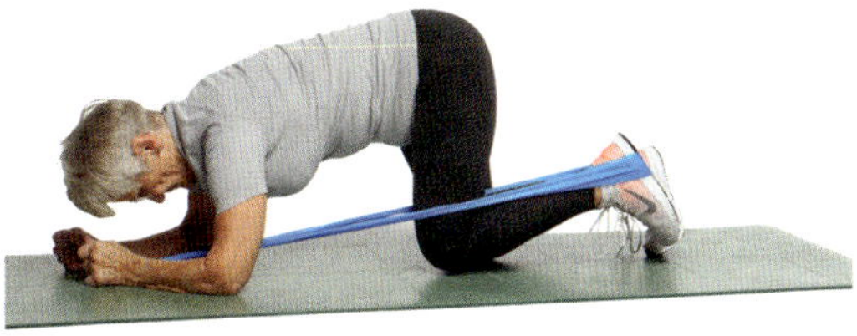

B

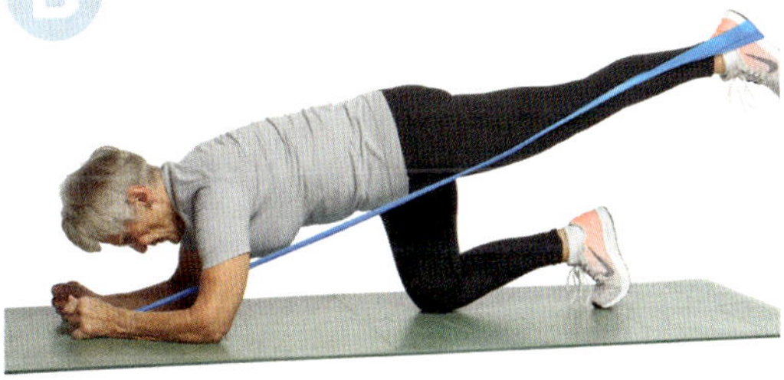

- Bereiten Sie zuerst das Theraband vor. Legen Sie es unter die Fußsohle Ihres linken Beins und fassen die Enden mit den Händen.
- Begeben Sie sich mit dem vorbereiteten Band in den Vierfüßlerstand mit Unterarmstütz. Justieren Sie dabei das Band so, dass es bereits vor der Übung in einer Vorspannung ist.
- Nun als Erstes wieder: Mitte schnüren! Der Bauch wird fest eingezogen, diese Spannung während der Übung beibehalten.
- Dann kicken Sie mit dem linken Bein gegen die Bandspannung lang nach hinten, bis das Bein in Verlängerung Ihres Oberkörpers gestreckt ist. Halten Sie die Fußspitze zum Schienbein hin angezogen, damit das Band nicht vom Fuß rutscht.
- Nach kurzem Halten führen Sie das Bein in die Ausgangsposition zurück, ohne das Knie abzusetzen – eine Grundspannung soll durchweg erhalten bleiben.
- Sie können natürlich auch zuerst die 3 Durchgänge für eine Seite machen und dann zur anderen Seite wechseln.

TIPP

Wenn der Bewegungsablauf selbst noch neu für Sie ist, üben Sie die Bewegung zuerst ohne Band. Sobald Sie mit dem Ablauf vertraut sind: ran an den Widerstand!

GEWICHTE

Training mit Gewichten: Wir legen noch eins drauf!

Ob Schultern, Rücken, Brust, Beine oder Bauch – von Übungen mit Hanteln profitieren einige Körperteile. Hier haben wir Ihnen Top-Übungen fürs Hanteltraining zu Hause zusammengestellt. Damit unterstützen Sie den Muskelaufbau sehr effektiv.

RUDERN VORGEBEUGT

Kräftigung der Rückenmuskulatur, Fokus Latissimus, und Schultermuskeln

Schwierigkeit: ●●●●●

Anfänger: 3 x 10 Wiederholungen
Fortgeschrittene: 3 x 15 Wiederholungen

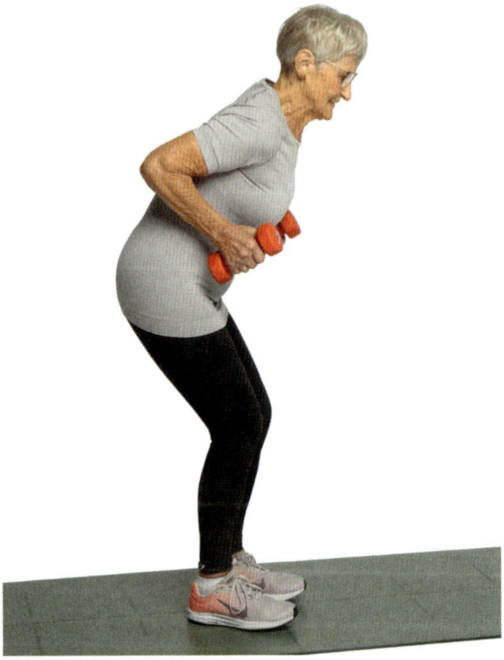

- Stehen Sie aufrecht mit hüft- bis schulterbreit aufgestellten Füßen, die Knie sind leicht gebeugt. Der Oberkörper ist mit geradem Rücken etwas nach vorne geneigt, der Kopf bleibt in Verlängerung der Wirbelsäule. Die Arme sind zunächst lang nach unten gerichtet mit ganz leicht angewinkelten Ellenbogen. Die Hände mit den Hanteln sind dicht am Körper, etwa auf Kniehöhe.
- Ziehen Sie die Hanteln dicht an den Oberkörper heran, bis seitlich des Rippenbogens. Ziehen Sie in der Endposition noch bewusst die Schultern nach hinten unten zusammen, als wollten Sie die Schulterblätter miteinander verbinden.
- Halten Sie kurz und strecken Sie die Arme dann wieder langsam. Der Rücken bleibt immer gerade und die Schultern bleiben geöffnet.

KREUZHEBEN

Kräftigung Rückenstrecker, Gesäß, hintere Oberschenkelmuskulatur

Schwierigkeit: ●●●●●

Anfänger: 3 x 10 Wiederholungen
Fortgeschrittene: 3 x 15 Wiederholungen

A

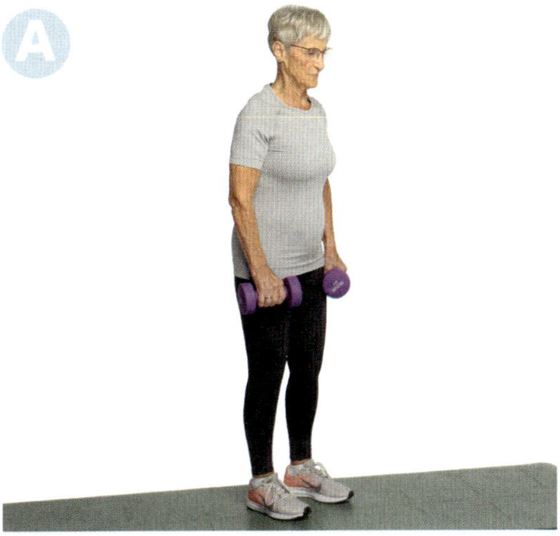

B

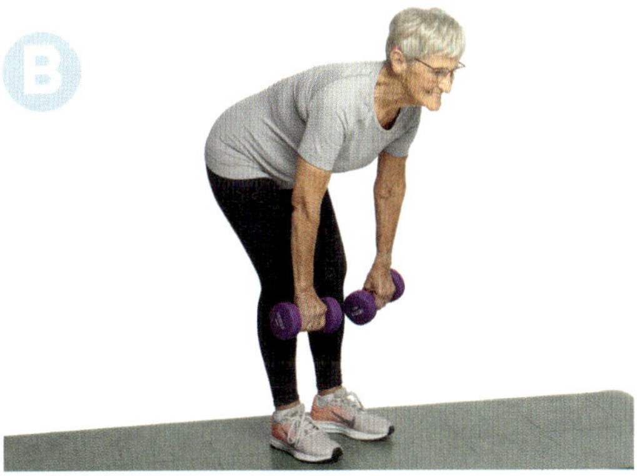

- Stehen Sie aufrecht mit hüft- bis schulterbreit aufgestellten Füßen, die Knie sind leicht gebeugt. Der Oberkörper ist mit geradem Rücken etwas nach vorne geneigt, der Kopf bleibt in Verlängerung der Wirbelsäule. Die Schultern sind nach hinten unten geöffnet.
- Beugen Sie die Knie und neigen den Oberkörper langsam gerade nach vorne (Schultern immer geöffnet, Brust möglichst weit vorne), strecken bewusst das Gesäß weit nach hinten und verlagern das Gewicht auf die Fersen. Der Kopf ist immer in Verlängerung der Wirbelsäule. Die Hanteln führen Sie dicht an den Beinen weit herunter bis ungefähr zur Höhe der Fußgelenke.
- Nun bringen Sie sich kontrolliert zügig wieder in die aufrechte Position und spannen ganz bewusst in der Aufrichtung aktiv einen Augenblick fest Ihr Gesäß an.
- Dann starten Sie langsam den nächsten Weg nach unten. Führen Sie die Bewegung 10- bzw. 15-mal aus. Machen Sie dann eine kurze Pause und wiederholen Sie die Übung noch 2-mal.

Wichtig: Die Übung ist sehr anspruchsvoll. Achten Sie auf den festen Rumpf mit geradem Rücken (offene Schultern, Brust vor, Gesäß nach hinten). Je gebeugter die Beine, umso leichter ist es, den Rücken gerade zu halten.

SCHULTERPRESSE

Kräftigung der Schultermuskulatur, obere Brustmuskeln werden mittrainiert

Schwierigkeit: ●●●●●

Anfänger: 3 x 10 Wiederholungen
Fortgeschrittene: 3 x 15 Wiederholungen

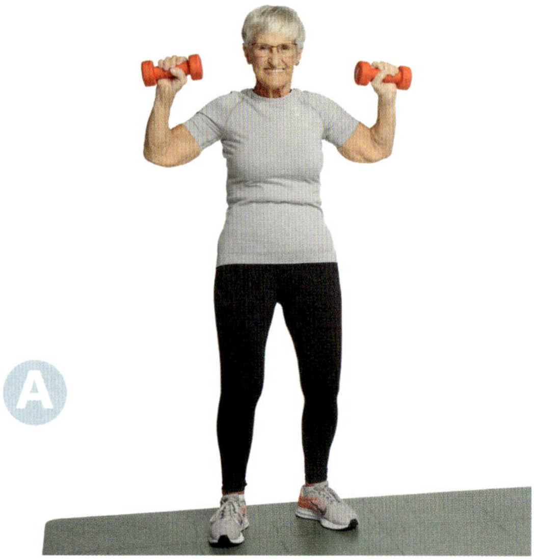

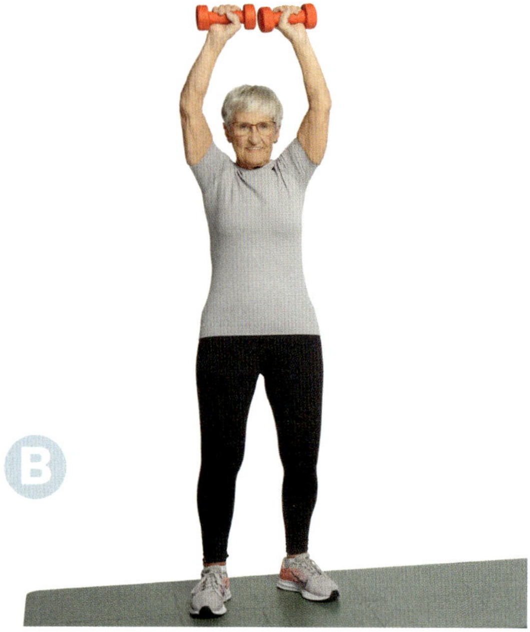

- Stehen Sie aufrecht mit hüft- bis schulterbreit aufgestellten Füßen, die Knie sind leicht gebeugt. Die Hanteln halten Sie in den Händen, die Arme sind in der Ausgangsposition 90 Grad angewinkelt, die Ellenbogen dabei auf Brusthöhe nach außen gerichtet. Die Hanteln befinden sich ungefähr auf Höhe der Ohren (Foto A). Ihre Hände bilden immer die starke Verlängerung der Arme (nie abknicken).
- Drücken Sie nun beide Hanteln kontrolliert fließend nach oben, bis die Arme fast gestreckt sind (Foto B).
- Dann bringen Sie die Hanteln langsam wieder in die Ausgangsposition zurück, um von dort wieder zu starten. Führen Sie die Bewegung 10- bzw. 15-mal aus. Machen Sie dann eine kurze Pause und wiederholen Sie die Übung noch 2-mal.

Wichtig: Arbeiten Sie ohne Schwung. Halten Sie Ihren Körper fest gespannt und ruhig (nicht vor- und zurückpendeln mit dem Oberkörper). Wenn Sie am Anfang noch etwas wacklig sind, machen Sie die Übung im Sitzen, so erreichen Sie leichter Stabilität.

AUSFALLSCHRITT MIT GEWICHT

Kräftigung Oberschenkel- und Gesäßmuskeln

Schwierigkeit: ●●●●●

Anfänger: 3 x 10 Wiederholungen jede Seite
Fortgeschrittene: 3 x 15 Wiederholungen jede Seite

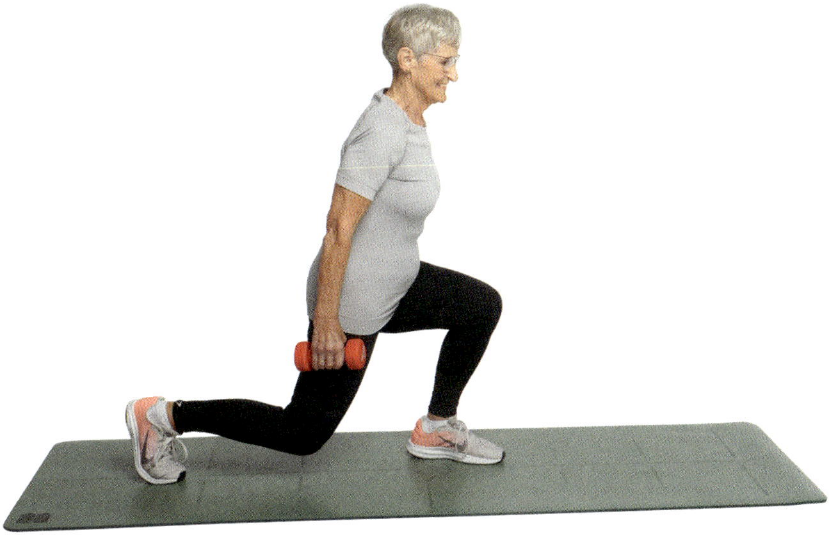

- Stehen Sie aufrecht mit hüftbreit aufgestellten Füßen, die Hanteln bei seitlich am Körper gestreckten Armen in den Händen. Machen Sie einen großen Schritt nach vorne, Fußspitze geradeaus, Oberkörper aufrecht, Blick nach vorne.
- Beugen Sie das vordere Bein, bis der Oberschenkel parallel zum Boden ist (90 Grad). Verlagern Sie dabei Ihr Gewicht auf die Ferse des vorderen Fußes. Das Knie sollte die Fußspitze nicht überragen. Das hintere Bein so positionieren, dass es als Stütze dient.
- Drücken Sie sich nun aus der Ferse wieder hoch in den Ausgangsschritt.
- Führen Sie die Bewegung 10- bzw. 15-mal aus. Machen Sie eine kurze Pause und wiederholen Sie die Übung mit dem gleichen Bein nach vorne noch 2-mal. Wechseln Sie die Seite und machen Sie mit dem anderen Bein nach vorne ebenfalls 3 Durchgänge.

Hinweis: Steuern Sie die Bewegung immer aus der Ferse; nur dann erreichen Sie wirksam die Kräftigung der jeweiligen Muskeln. Sie können dies gut testen, indem Sie einfach mal beim Auf und Ab das Gewicht nach vorne auf die Ballen des Vorderfußes verlagern – dann spüren Sie die Belastung nicht mehr richtig.

KICKBACKS AM STUHL

Kräftigung Oberarmrückseite (Trizeps)

Schwierigkeit: ●●●●●

Anfänger: 3 x 12 Wiederholungen jeder Arm
Fortgeschrittene: 3 x 15 Wiederholungen jeder Arm

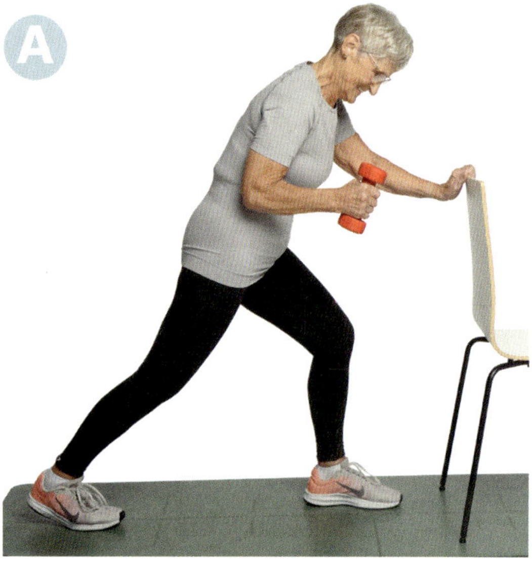

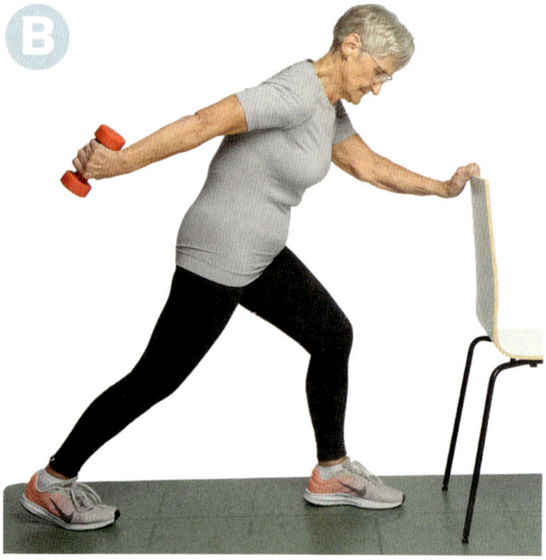

- Begeben Sie sich hinter einem Stuhl in eine stabile Schrittstellung mit dem linken Bein nach vorne. Stützen Sie Ihre linke Hand an der Stuhllehne ab und halten den Oberkörper mit geradem Rücken etwa 45 Grad vorgebeugt. Mit einer Hantel in der rechten Hand halten Sie den Arm dicht am Körper etwa 90 Grad angewinkelt.
- Strecken Sie nun den Arm mit der Hantel fast vollständig nach hinten aus, während der übrige Körper fest und unbewegt bleibt. Halten Sie die Trizepsspannung einen Augenblick und kehren Sie kontrolliert in die Ausgangsstellung zurück. Führen Sie die Bewegung 12- bzw. 15-mal aus. Machen Sie dann eine kurze Pause und wiederholen Sie die Übung noch 2-mal.
- Entscheiden Sie selbst: Trainieren Sie beide Arme im Wechsel oder machen Sie zuerst die 3 Durchgänge für eine Seite.

Hinweis: Die Bewegung für das Trizepstraining geschieht hauptsächlich aus dem Unterarm. Wenn Sie den langen Oberarm noch etwas weiter nach hinten oben heben, trainieren Sie etwas intensiver noch hintere Schulteranteile mit. Machen Sie die gesamte Bewegung langsam – nie mit Schwung.

RUSSIAN TWIST

Kräftigung der kompletten Rumpfmuskulatur mit Fokus auf Bauch/unterer Rücken; auch das Gleichgewicht und die Koordination werden mittrainiert

Schwierigkeit: ●●●●●

Anfänger: 3 x 10 Wiederholungen zu jeder Seite
Fortgeschrittene: 3 x 15 Wiederholungen zu jeder Seite

A

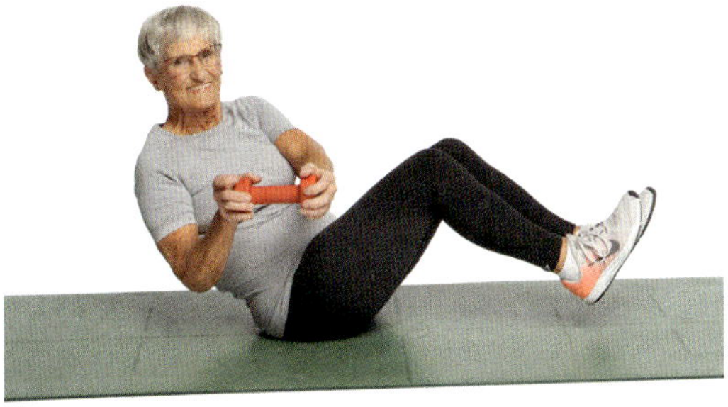

B

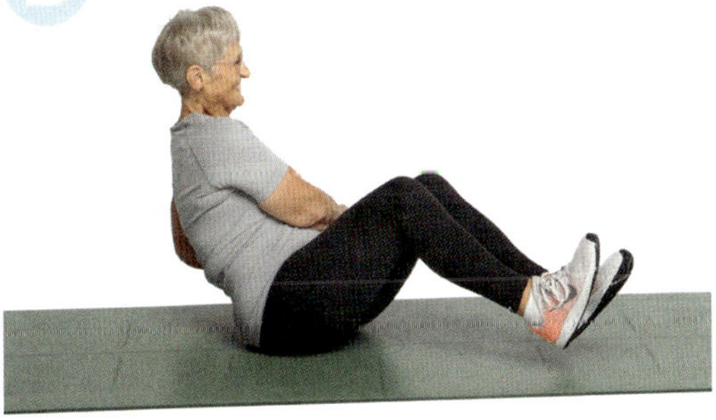

- Starten Sie im Sitz auf dem Boden mit auf den Fersen aufgestellten angewinkelten Beinen. Ihr Oberkörper ist lang und aufrecht, die Hantel fassen Sie mit beiden Händen an den Enden und halten Sie etwas nach vorne vom Körper weggerichtet.
- Jetzt heißt es zunächst wieder: Bauch fest anspannen, Brust öffnen, Schultern nach hinten!
- Nun neigen Sie den vollständig gespannten Oberkörper gerade etwas nach hinten.
- Jetzt beginnen Sie die Rotationen und schrauben den langen Oberkörper so weit es geht immer zu den Seiten. Der Blick folgt der Bewegung. Führen Sie die Bewegung 12- bzw. 15-mal aus. Machen Sie dann eine kurze Pause und wiederholen Sie die Übung noch 2-mal.
- Schaffen Sie es, die Füße vom Boden zu lösen für mehr Intensität? Versuchen Sie es! Bleiben Sie aber immer gerade und fest im Rumpf!

Wichtig: Arme, Hüfte und Beine bleiben beim Ablauf unbewegt, denn die Bewegung findet nur im Rumpf statt.

FASZIEN

Faszientraining: Bewegung fürs Bindegewebe

Unerklärliche Schmerzen in den Beinen? Ein steifer Nacken oder ein verspannter Rücken? Manchmal sind verklebte Faszien die Ursache für Beschwerden. Gezielte Übungen können helfen, das Bindegewebe fit zu halten.

RÜCKEN

Faszientraining für den oberen Rücken

Schwierigkeit: ●●●●●

Anfänger und Fortgeschrittene: 1 bis 2 Minuten

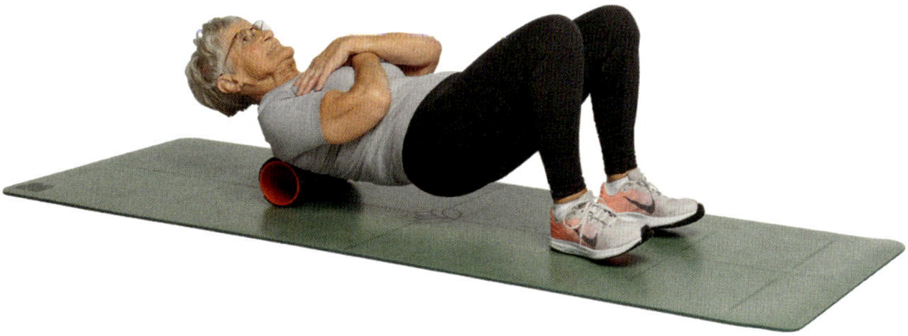

- Starten Sie im Sitz auf dem Boden mit aufgestellten Beinen und legen Sie die Faszienrolle waagerecht und mittig platziert hinter sich auf die Matte.
- Legen Sie sich nun mit dem oberen Rücken auf die Faszienrolle.
- Heben Sie das Becken vom Boden – Ihr Körper ruht nur noch auf Füßen und Faszienrolle.
- Legen Sie Ihre Arme nun überkreuz ruhend auf Ihrer Brust ab und rollen langsam auf der Brustwirbelsäule auf und ab. Die Beine unterstützen beim Rollen, mit deren Kraft schieben Sie sich auf und ab.
- Sobald Sie schmerzhafte Stellen oder „Knubbel“ spüren, rollen Sie diese Stellen mit kleinen Bewegungen aus, um die Faszien und Verklebungen intensiv zu lösen.
- Rollen Sie 1 bis 2 Minuten den gesamten oberen Rücken aus, um die Faszien und Verklebungen intensiv zu lösen.

Hinweis: Faszientraining kann ganz schön zwicken, denn das Rollen über die verspannten und verklebten Stellen ist anfangs nicht sehr angenehm. Halten Sie durch – mit der Zeit lässt der Schmerz nach.

WADE

Faszientraining für die Wade

Schwierigkeit: ●●●●●

Anfänger und Fortgeschrittene: 1 bis 2 Minuten jedes Bein

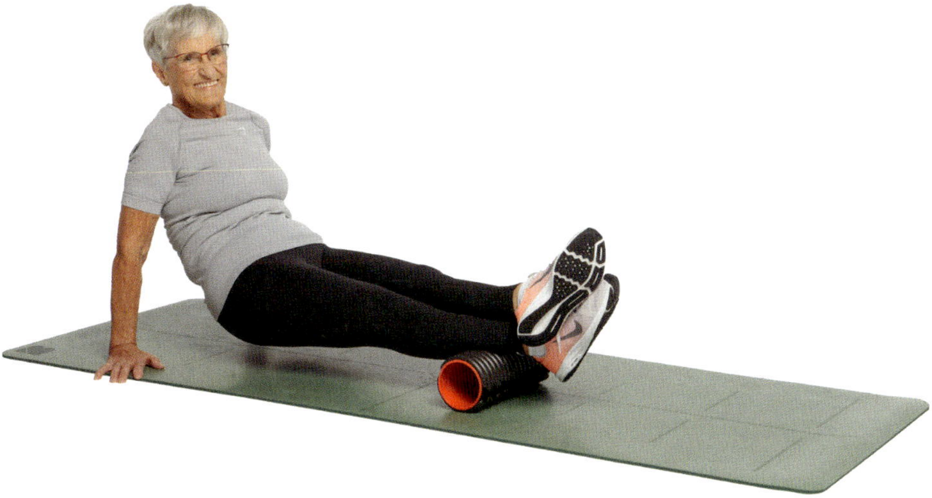

- Starten Sie im Sitz mit gestreckten Beinen auf dem Boden, legen Sie die Faszienrolle unter das rechte Bein in Höhe des Übergangs Achillessehne zur Wade und winkeln Sie das linke Bein aufgestellt an.
- Stützen Sie sich neben Ihrem Körper mit den Händen ab und heben Sie Ihr Becken an.
- Nun rollen Sie die Wade vom unteren Ausgangspunkt bis zum Knie hinauf langsam auf und wieder ab. Drehen Sie zwischendurch das Bein auch mal nach innen bzw. außen, um die äußeren und inneren Anteile der Wade ebenfalls abzurollen.
- Nach 1 bis 2 Minuten wechseln Sie die Seite.

Variante: Auf dem Foto sehen Sie die Variante für Fortgeschrittene. Hier liegt auf dem zu trainierenden Bein das andere Bein gestreckt oben drauf. Dies erschwert die Übung. Der Druck beim Rollen ist sehr viel stärker. Zudem ist es schon eine kleine Kraft- und Konzentrationsübung, den Körper in dieser Position vor- und zurückzurollen.

Wichtig: Rollen Sie immer langsam Ihr Gewebe ab. Schnelles Rollen ist unwirksam. Eine Faszienrolle für den Rücken sollte eine umlaufende Vertiefung in der Mitte haben, um die Wirbelsäule zu schonen.

NACKEN

Faszientraining für den Nacken

Schwierigkeit: ●●●●●

Anfänger und Fortgeschrittene: 1 bis 2 Minuten

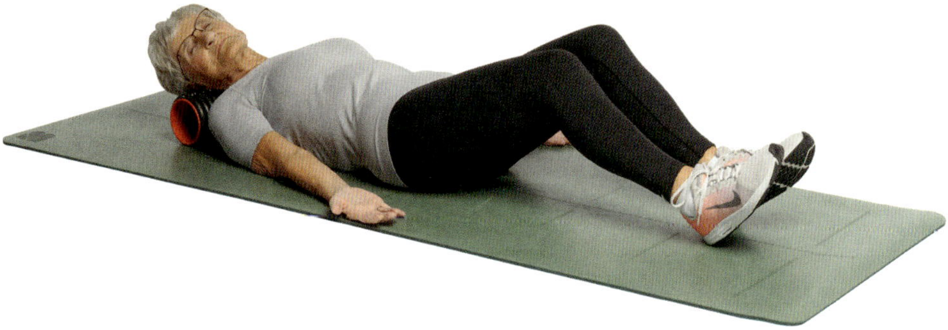

- Starten Sie in Rückenlage mit leicht angewinkelten Beinen, längs am Körper abgelegten Armen und der Faszienrolle im Nacken.
- Während Sie komplett entspannt liegen, drehen Sie nun ganz langsam den Kopf nach rechts und links.
- Wenn Sie dabei Schmerzpunkte erreichen, verweilen Sie auf diesen zunächst einige Sekunden und beginnen dann, aktiv auf diese Punkte noch etwas mehr Druck auszuüben.
- Während des intensivierten Drucks machen Sie mit dem Kopf leichte Nickbewegungen auf und ab.
- Führen Sie die Bewegung 1 bis 2 Minuten aus und bearbeiten Sie auf diese Weise alle verspannten Stellen Ihres Nackens.

Hinweis: Nutzen Sie für das Faszientraining des Nackens vorzugsweise eine etwas kleinere Rolle mit Wirbelsäulenaussparung, um die empfindlichen Nackenwirbel zu schonen.

SEITLICHER OBERSCHENKEL

Faszientraining für den seitlichen Oberschenkel

Schwierigkeit: ●●●●●

Anfänger und Fortgeschrittene: 1 bis 2 Minuten jede Seite

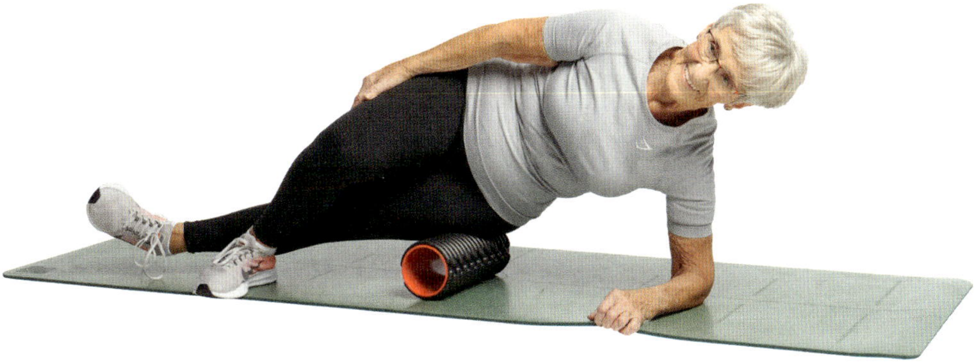

- Starten Sie in Seitenlage auf dem Boden abgestützt auf dem Unterarm. Bringen Sie Ihre Oberschenkelaußenseite auf Hüfthöhe auf die Faszienrolle. Stellen Sie das andere Bein nach vorne vor dem Körper auf.
- Rollen Sie nun langsam die gesamte Oberschenkelseite aus. Das vordere abgestützte Bein unterstützt Sie beim Auf- und Abrollen.
- Drehen Sie sich während des Rollens auch mal etwas nach vorne und hinten um noch mehr Teile des seitlichen Oberschenkelmuskels zu erreichen.
- Nach 1 bis 2 Minuten wechseln Sie die Seite.

FÜSSE

Fuß-Gymnastik: Zeigt her eure Füße!

Sie leisten viel, werden aber meist schlecht gepflegt und beim Training vernachlässigt. Das ist schade, denn wer seine Füße in Form bringt, schützt sie vor Verletzungen. Außerdem beugt eine gute Fußmuskulatur Rücken- und Knieschmerzen vor und entlastet die Bänder.

FERSENHEBER

Stärkung der Fußgewölbemuskeln sowie der sprunggelenkumgebenden Muskeln; zusätzlich Kräftigung der Wadenmuskeln

Schwierigkeit: ●●●●●

Anfänger und Fortgeschrittene: 2 x 20 Wiederholungen

- Stehen sie aufrecht mit hüftbreit aufgestellten Füßen.
- Heben Sie nun die Fersen so weit an wie möglich, dass Sie möglichst hoch auf die Zehen gelangen.
- Halten Sie die Position einen Augenblick und senken dann die Füße wieder ab. Führen Sie die Auf- und Abbewegung 20-mal aus. Machen Sie eine kurze Pause und wiederholen Sie die Übung noch 1-mal.

Tipps und Variationen: Stellen Sie sich beispielsweise auf einen weichen instabilen Untergrund (Balance Pad, Kissen, dicke Matte etc.). Durch die zusätzliche Balancearbeit werden sehr wirksam zahlreiche tiefe Muskeln im Fuß erreicht.

Oder arbeiten Sie mal einbeinig. Wenn Sie dies in freiem Stand versuchen, kommt auch wieder Balancearbeit hinzu. Und die Muskelarbeit selbst wird noch intensiver.

Eine weitere Variante: Stellen Sie sich mit dem Vorderfuß auf eine Treppenstufe. Nachdem Sie sich dort ganz hoch in den Zehenstand begeben haben, senken Sie die Fersen so weit ab wie möglich. Durch den nun erhöhten Bewegungsspielraum erzielen Sie eine noch umfänglichere Kräftigung, dehnen zudem daneben auch die Wade und arbeiten am Gleichgewicht.

FUSSSOHLEN-KREISEN

Stärkung der Fuß-, Sprunggelenk- und Unterschenkelmuskulatur

Schwierigkeit: ●●●●●

Anfänger und Fortgeschrittene: 2 x 10 Kreise in jede Richtung

- Stehen sie aufrecht mit hüftbreit aufgestellten Füßen.
- Beginnen Sie zunächst, Ihre Wahrnehmung für die vier Positionen zu schärfen, über die Sie bei dieser Übung Ihre Füße kreisen. Dazu machen Sie zur Einstimmung ein paar Schritte hoch oben auf den Ballen, danach auf den Fersen, dann auf den Außen- und zuletzt auf den Innenkanten des Fußes. Nehmen Sie diese ungewöhnlichen Fußpositionen ganz bewusst wahr.
- Nach den Schrittübungen kommen Sie zurück in die Startposition und beginnen auf Ihren Fußsohlen den Kreis zu beschreiben:
- Verlagern Sie zunächst Ihr Gewicht nach vorne auf die Ballen. Dann langsam in Kreisbewegung mit dem rechten Fuß auf die Außenkante und dem linken Fuß auf die Innenkante verlagern. Von dort geht der Kreis im Uhrzeigersinn weiter und das Körpergewicht erreicht die Fersen. Von den Fersen geht es weiter mit der Verlagerung des Gewichts nach links: die linke Außenkante und rechte Innenkante der Füße werden belastet.
- Verlagern Sie auf diese Weise nun 10-mal im Kreis herum das Gewicht auf den Fußsohlen in Uhrzeigerrichtung und danach noch mal 10-mal gegen den Uhrzeiger.

HÄNDE

Starke Hände: Greifen Sie zu!

Alles fest im Griff? Das ist ein deutliches Zeichen für eine gute Gesundheit. Wer kräftig zupackt, bleibt länger selbstständig, kann sich leichter abfangen und Alltagsaufgaben besser bewältigen. Es lohnt sich also, auch die Hände und Finger zu stärken und zu dehnen.

SCHLIESSEN UND ÖFFNEN

Kräftigung der gesamten Handmuskulatur; mitgekräftigt werden die Unterarmmuskeln und die Finger

Schwierigkeit: ●●●●●

Anfänger und Fortgeschrittene: 2 x 20 Wiederholungen

- Stehen sie aufrecht mit hüftbreit aufgestellten Füßen, Ihre Arme leicht vor dem Körper angewinkelt.
- Nun ballen Sie intensiv Ihre Hände zu Fäusten und halten einen kleinen Augenblick die Spannung.
- Dann strecken Sie Ihre Hände vollständig, bis sie richtig aufgespannt sind und Sie diese Streckungsspannung auch gut spüren.
- Schließen und öffnen Sie Ihre Hände nun fließend auf diese Weise 20-mal. In jeder Endposition halten Sie einen kurzen Moment die Spannung, machen Sie dann eine kurze Pause und wiederholen Sie die Übung noch 1-mal.

KNEIFEN UND DRÜCKEN

Kräftigung der gesamten Handmuskulatur; mitgekräftigt werden die Unterarmmuskeln und beim Drücken die Brustmuskeln

Schwierigkeit: ●●●●●

Anfänger und Fortgeschrittene: 2 x 10 Wiederholungen

- Stehen sie aufrecht mit hüftbreit aufgestellten Füßen, Ihre Arme leicht vor dem Körper angewinkelt, in den Händen halten Sie entweder einen weichen Ball oder ein kleines Kissen.
- Nun krallen Sie Ihre Finger kräftig in den Ball oder das Kissen, als wollten Sie den Gegenstand kneifen. Halten Sie die feste Krall-Position einen Augenblick und spüren Ihre Kraft.
- Dann lösen Sie langsam das Kneifen und strecken Ihre Hände lang.
- Jetzt drücken Sie mit den Handflächen fest den Ball oder das Kissen zusammen und halten diesen festen Druck einen Augenblick. Achten Sie beim Drücken darauf, dass die Unterarme parallel zueinanderstehen.
- Wechseln Sie nun fließend zwischen Kneifen und Drücken und halten Sie immer jede Endposition einen Augenblick. Kneifen und Drücken Sie je 10-mal. Machen Sie dann eine kurze Pause und wiederholen Sie die Übung noch 1-mal

VIELSITZER

Training für Vielsitzer: Positionswechsel bitte!

Ob im Sessel vorm Fernseher, am Schreibtisch vorm Computer oder auf dem Sofa zum Ausruhen – die meisten verbringen viel zu viel Zeit im Sitzen. Das hat gefährliche gesundheitliche Folgen, lässt sich aber leicht vermeiden.

CHAIR STRETCH

Dehnung der vorderen Rumpfmuskulatur, insbesondere Brustbereich

Schwierigkeit: ●●●●●

Anfänger und Fortgeschrittene: 1- bis 2-mal 20 bis 30 Sekunden

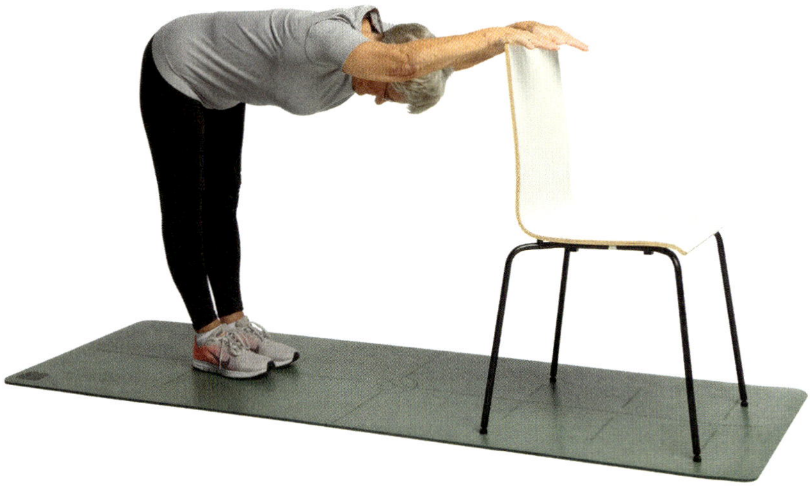

- Stellen Sie sich mit etwas Abstand hinter einen Stuhl und legen Sie beide Hände etwa schulterbreit auf die Rückenlehne und bringen Sie Ihren Oberkörper lang vorgebeugt in Position; Ihre Beine sind leicht gebeugt.
- Nun ziehen Sie Ihre Hüfte zurück und den Oberkörper lang nach vorne, schieben die Brust nach unten, sodass Sie sich vorstellen, Ihren Körper auseinanderzuziehen und etwas nach unten durchzuhängen.
- Halten Sie diesen Stretch 20 bis 30 Sekunden. Lösen Sie die Dehnung und wiederholen Sie sie gegebenenfalls 1-mal.

CHAIR SQUAT

Kräftigung Oberschenkelvorderseite, Gesäß; mittrainiert werden Bauchmuskeln und Oberschenkelrückseite

Schwierigkeit:

Anfänger: 10 Wiederholungen
Fortgeschrittene: 15 Wiederholungen

A

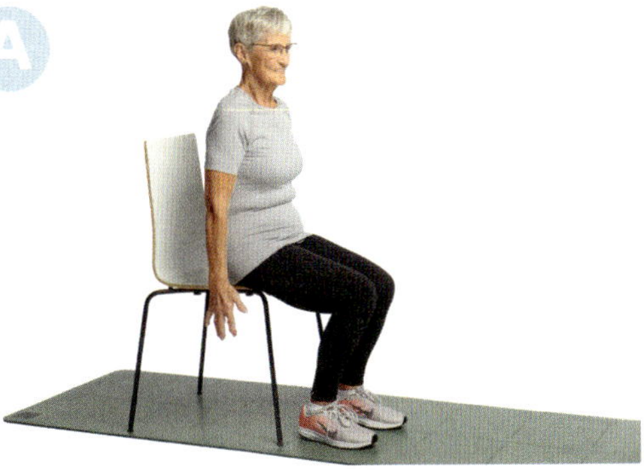

B

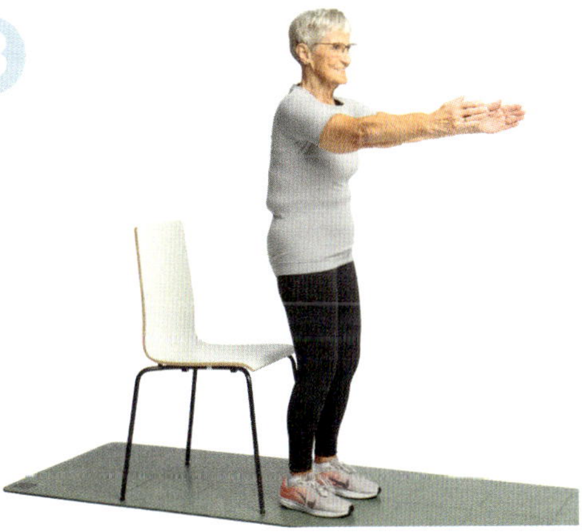

- Setzen Sie sich auf den vorderen Bereich eines Stuhls, der Oberkörper aufrecht, die Beine hüftbreit aufgestellt. Die Arme hängen seitlich gestreckt nach unten.
- Spannen Sie nun aktiv Ihre Bauchmuskeln an (Bauch einziehen) und lehnen Sie sich ein bisschen nach vorne (Foto A).
- Nun drücken Sie sich kraftvoll mit den Fersen ab, um aufzustehen. Dabei nehmen Sie die Arme lang gestreckt nach vorne mit (Foto B).
- Aus dem aufrechten Stand setzen Sie sich nun langsam wieder hin, indem Sie kontrolliert die Beine beugen, den Po nach hinten schieben und sich aus den Fersen absenken, bis Ihr Gesäß wieder den Stuhl erreicht.

TIPP

Variieren Sie die Übung, indem Sie sich nicht komplett wieder auf den Stuhl setzen, sondern sobald Sie den Stuhl leicht unter sich spüren, wieder aus den Fersen den Körper in den Stand bringen. Halten Sie den Rücken kontinuierlich gerade, die Schultern sind offen, die Brust ist nach vorne gerichtet, das Gesäß beim Training immer nach hinten orientiert.

HOCKERGYMNASTIK

Fitness im Sitzen: locker vom Hocker

Auch wer körperlich eingeschränkt ist, kann sich fit halten. Für diese Übungen brauchen Sie einen stabilen Hocker oder Stuhl. Nehmen Sie Platz und beanspruchen Sie mit den folgenden Übungen den ganzen Körper.

SCHILDKRÖTE

Dehnung des unteren Rückens

Schwierigkeit: ●●●●●

Anfänger und Fortgeschrittene: 1- bis 2-mal 1 Minute

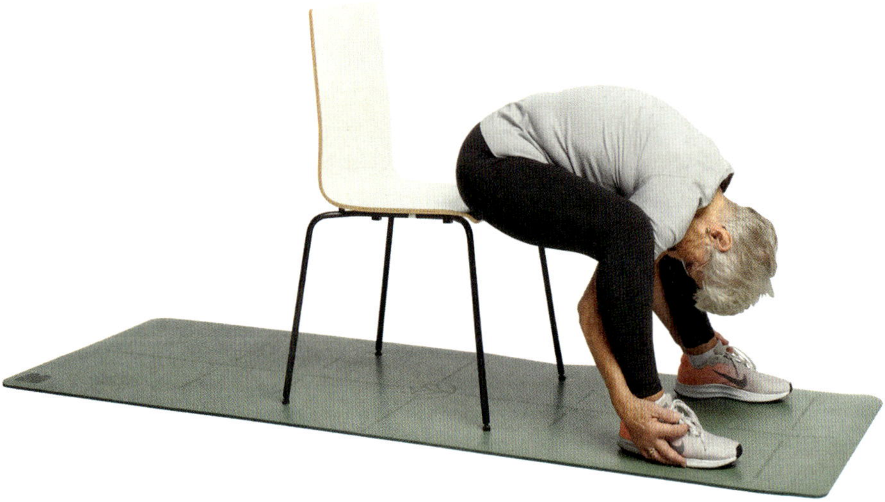

- Setzen Sie sich auf den vorderen Bereich eines Stuhls, der Oberkörper aufrecht, die Füße schulterbreit aufgestellt.
- Nun rollen Sie konzentriert Ihren Oberkörper ganz nach unten und führen dann Ihre Arme von innen hinter Ihre Unterschenkel herum so weit, wie Sie dies können. Ihre Hände lagern in der Endposition außen an den Füßen.
- Halten Sie diese Position ungefähr 1 Minute und rollen sich dann langsam wieder in den aufrechten Sitz. Wiederholen Sie den Vorgang gegebenenfalls noch 1-mal.

OBERKÖRPERROTATION

Mobilisierung der Brustwirbelsäule

Schwierigkeit: ●●●●●

Anfänger und Fortgeschrittene: 1- bis 2-mal 15 Wiederholungen zu jeder Seite

A

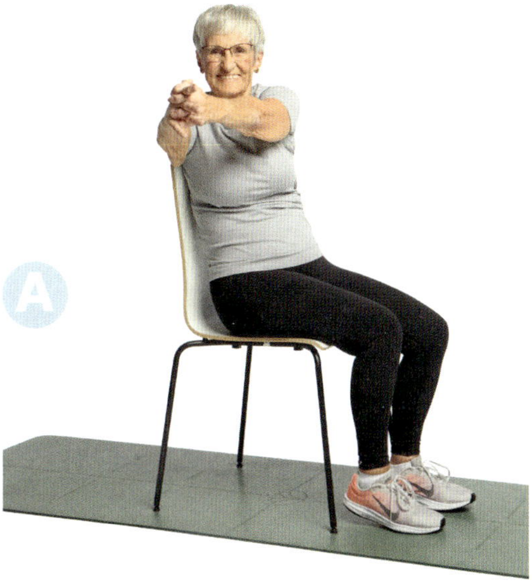

B

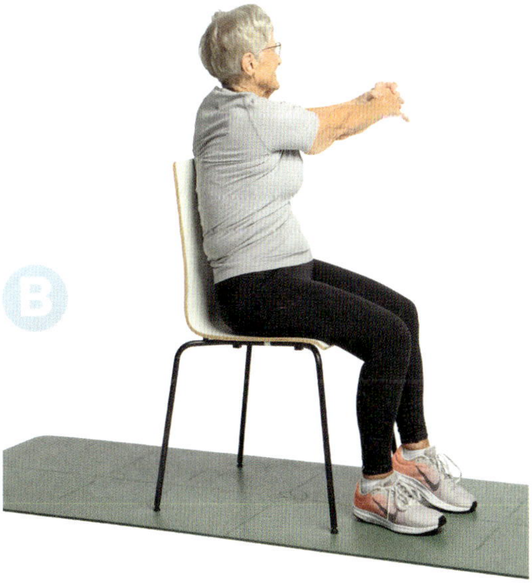

- Setzen Sie sich vollständig mit Ihrem Gesäß auf den Stuhl, der Oberkörper ganz aufrecht, die Arme lang nach vorne gestreckt mit zusammengebrachten Händen.
- Nun rotieren Sie Ihren Oberkörper nach rechts zur Seite und führen dabei die Arme mit, die immer in derselben lang gestreckten Position bleiben (Foto A).
- Verharren Sie kurz in der weitesten Position und rotieren dann langsam und ganz aufrecht zur anderen Seite (Foto B). Halten Sie hier ebenfalls kurz die Grenzposition.
- Rotieren Sie 15-mal zu jeder Seite hin und her. Bleiben Sie mit dem Oberkörper stets aufrecht und mit beiden Sitzhöckern Ihres Gesäßes fest im Stuhl verwurzelt. Gehen Sie dann zurück in die Ausgangsposition und wiederholen Sie gegebenenfalls nach einer kuren Pause die Übung.

BRUSTÖFFNER (CHEST OPENER)

Dehnung der Brustmuskulatur

Schwierigkeit: ●●●●●

Anfänger und Fortgeschrittene: 1- bis 2-mal 30 Sekunden

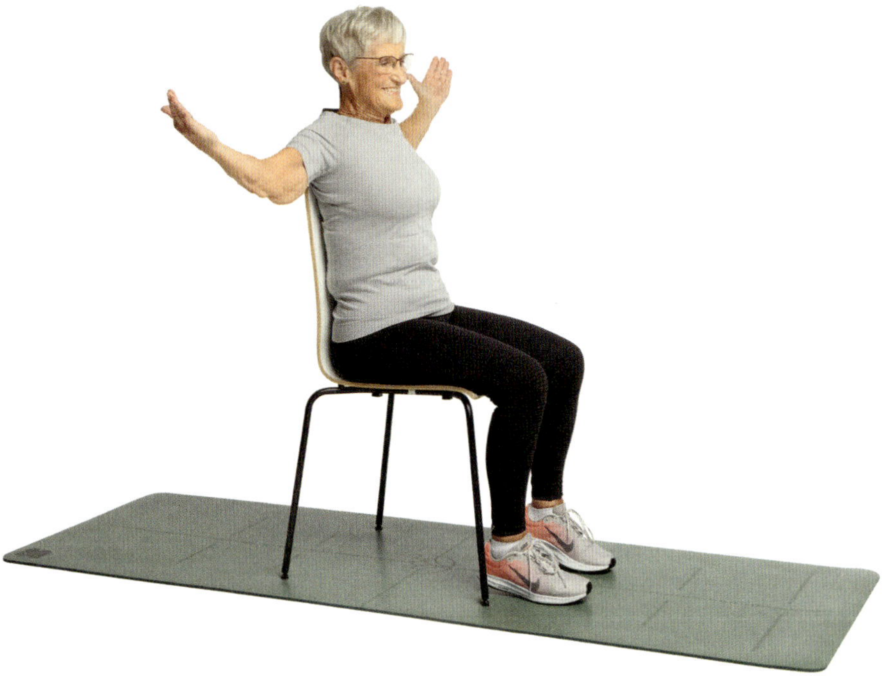

- Setzen Sie sich vollständig mit Ihrem Gesäß auf den Stuhl, der Oberkörper ganz aufrecht, die Füße hüftbreit aufgestellt.
- Nun öffnen Sie Ihre Arme waagerecht zur Seite.
- Tasten Sie sich mit den geöffneten Armen konzentriert so weit nach hinten in die Öffnung, bis Sie die Dehnung im Brustbereich wahrnehmen.
- Halten Sie die Dehnung ca. 30 Sekunden, wiederholen Sie die Übung gegebenenfalls.

Variation: Machen Sie eine dynamische Dehnung, indem Sie die geöffneten Arme immer leicht in kleinen Bewegungen nach hinten schicken. Während Sie die Brust in diesen kleinen Schüben dehnen, erzeugen Sie mit dieser Übung zwischen den Schultern bis in den Nacken eine leichte kräftigende Spannung.

LIEGESTÜTZ AM STUHL (CHAIR PUSH-UP)

Ganzkörperkräftigung mit Fokus auf Kräftigung der Brust- und Oberarmmuskeln

Schwierigkeit: ●●●●●

Anfänger: 3 x 10 Wiederholungen
Fortgeschrittene: 3 x 15 Wiederholungen

A

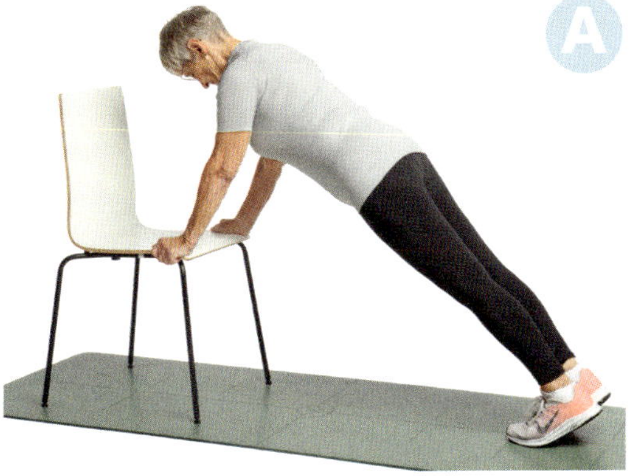

B

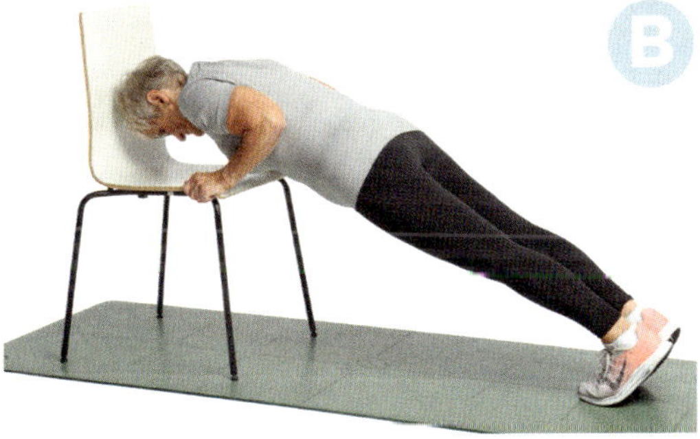

- Platzieren Sie einen Stuhl sicher, z. B. indem Sie ihn mit der Lehne an eine Wand stellen. Stützen Sie sich mit den Händen schulterbreit auf die Vorderkante des Stuhls.
- Stellen Sie die Beine lang nach hinten auf, genauso wie beim Liegestütz am Boden. Die Füße sind hüftbreit auf den Ballen stehend positioniert. Der Körper bildet eine starke feste und schräg von oben nach unten verlaufende Linie (Foto A).
- Achten Sie auf eine aktivierte Rumpfspannung: Ziehen Sie fest den Bauch ein und spannen Sie das Gesäß an.
- Beugen Sie nun die Arme so weit, wie Sie es schaffen, und führen dabei die Ellenbogen nah am Körper. Der Körper bleibt dabei unentwegt lang und fest (Foto B).
- Drücken Sie sich dann aus Ihrer tiefsten Position kontrolliert wieder nach oben. Führen Sie die Bewegung 10- bzw. 15-mal aus. Machen Sie eine kurze Pause und wiederholen Sie dann die Übung noch 2- mal.

TIPP

Der Liegestütz am Stuhl ist durch die schräge Position bereits leichter als der am Boden. Wenn er dennoch zu schwer ist, können Sie auch am Stuhl den Hebel verringern und auf den Knien arbeiten. Das ist noch einfacher.

BEINHEBEN SITZEND (LEG RAISE)

Kräftigung Oberschenkelvorderseite, Hüftbeuger und untere Bauchmuskeln

Schwierigkeit: ●●●●●

Anfänger: 3 x 8 Wiederholungen jede Seite
Fortgeschrittene: 3 x 15 Wiederholungen jede Seite

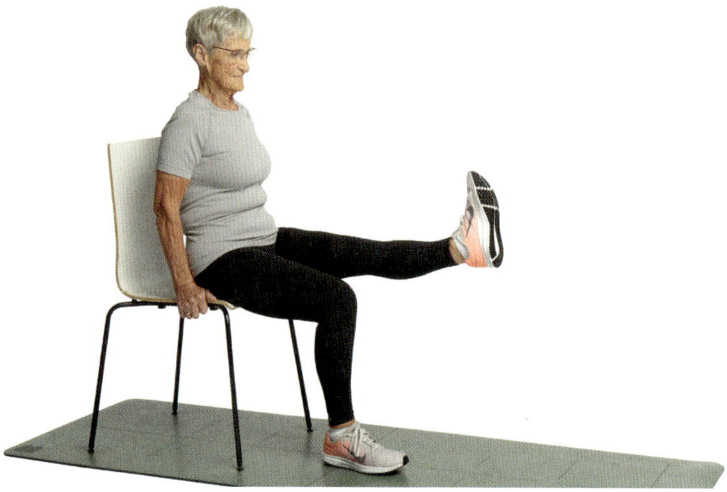

- Setzen Sie sich aufrecht auf den vorderen Bereich des Stuhls und halten sich mit den Händen seitlich am Stuhl fest. Ihre Beine sind hüftbreit aufgestellt.
- Spannen Sie nun bereits aktiv Ihre Bauchmuskeln an, indem Sie den Bauch fest einziehen. Halten Sie diese Spannung.
- Nun strecken Sie den Unterschenkel Ihres linken Beines so weit, wie Sie es schaffen – vielleicht können Sie Ihr Bein ja sogar ganz strecken?
- Halten Sie ein paar Sekunden die Spannung, die Sie deutlich in Oberschenkel und Hüftbeuger spüren! Dann beugen Sie das Bein wieder, ohne es komplett abzustellen, und starten die nächste Streckung.
- Führen Sie die Bewegung 8- bzw. 15-mal mit jedem Bein aus. Machen Sie dann eine kurze Pause und wiederholen Sie die Übung noch 2-mal.

Wichtig: Die Übung ist sehr anstrengend, auch wenn sie auf den ersten Blick leicht aussieht. Wenn Sie untrainiert sind, stellen Sie ruhig nach jeder Wiederholung kurz das Bein auf den Boden und entspannen zwischendurch.

HÜFTDEHNUNG (HIP OPENER)

Dehnung von Hüfte und Gesäß

Schwierigkeit: ●●●●●

Anfänger: 3 x 20 Sekunden jede Seite halten
Fortgeschrittene: 3 x 30 Sekunden jede Seite halten

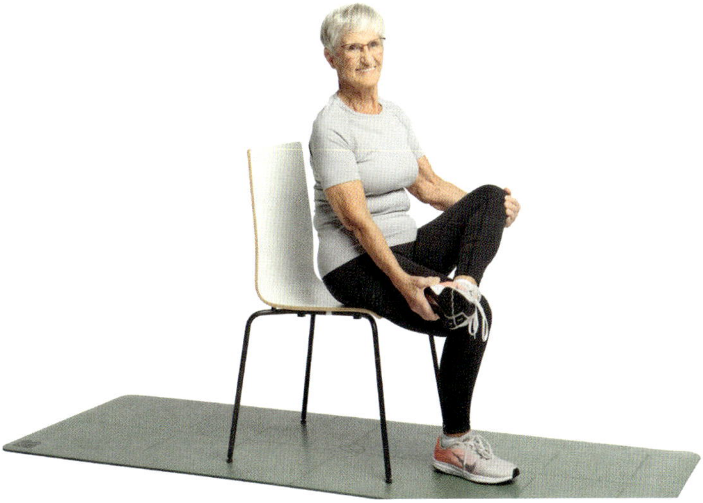

- Setzen Sie sich aufrecht auf den vorderen Bereich des Stuhls.
- Legen Sie nun den Fuß des linken Beins auf dem Knie des rechten Beins ab und lassen dabei das linke Knie so weit nach außen sinken, wie Ihre Hüftbeweglichkeit dies zulässt. Achten Sie darauf, dass Sie dabei so aufrecht wie möglich sitzen bleiben.
- Nun bringen Sie den geraden Oberkörper langsam nach vorne. Aufrecht sitzend geht dies nur ein kleines Stück – dann bereits spüren Sie die Dehnung in der linken Hüfte.
- Halten Sie die Dehnung 20 bzw. 30 Sekunden und lösen Sie sie dann. Wechseln Sie dann die Seite und dehnen Sie die rechte Hüfte ebenso. Machen Sie eine kurze Pause und wiederholen Sie dann die Übung noch 2-mal.

Wichtig: Es ist ganz entscheidend, dass Sie so aufrecht sitzen, wie Sie können. Richten Sie sich daher gleich zu Beginn der Übung wirklich ganz bewusst auf.

BECKENBODEN

Training für einen starken Beckenboden

Ob beim Husten, Lachen, Niesen oder Springen – ist der Beckenboden zu schwach, kann es zu Inkontinenz kommen. Gezielte Übungen helfen und beugen vor. Mit ein paar Minuten Training pro Tag lassen sich Probleme vermeiden.

BECKENBODEN RÜCKENLAGE

Beckenbodenkräftigung mit Aktivierung der Bauchmuskeln

Schwierigkeit: ●●●●●

Anfänger und Fortgeschrittene: ca. 1 Minute lang fließend durchführen

- Starten Sie in der Rückenlage und stellen Sie Ihre Füße dicht hinter Ihrem Gesäß auf. Legen Sie die Arme lang und gelöst neben Ihrem Körper ab. Sie können die Hände aber auch auf Ihren unteren Bauch legen, um dem Ablauf intensiv zu zu spüren.
- Atmen Sie nun zunächst tief in den Bauch hinein.
- Dann atmen Sie aus, ziehen dabei bewusst den Bauchnabel Richtung Boden und den Beckenboden fest zusammen. Drücken Sie dabei auch den unteren Rücken aktiv in den Boden hinein. Spüren Sie, wie sich das Becken dabei leicht nach oben einrollt.
- Halten Sie diese Spannung einen Augenblick und lassen dann ganz bewusst alles los.
- Führen Sie die Bewegung (anspannen und entspannen) fließend ca. 1 Minute aus.

KATZE KUH

Kräftigung der Beckenbodenmuskeln; begleitend wird die Wirbelsäule mobilisiert

Schwierigkeit: ●●●●●

Anfänger und Fortgeschrittene: 1 Minute fließend die Positionen wechseln

A

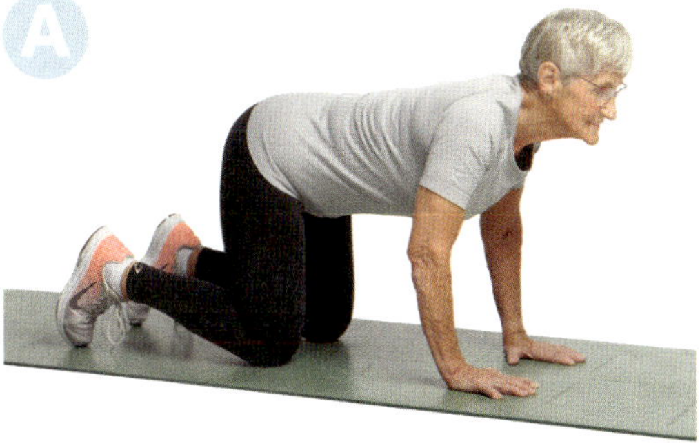

B

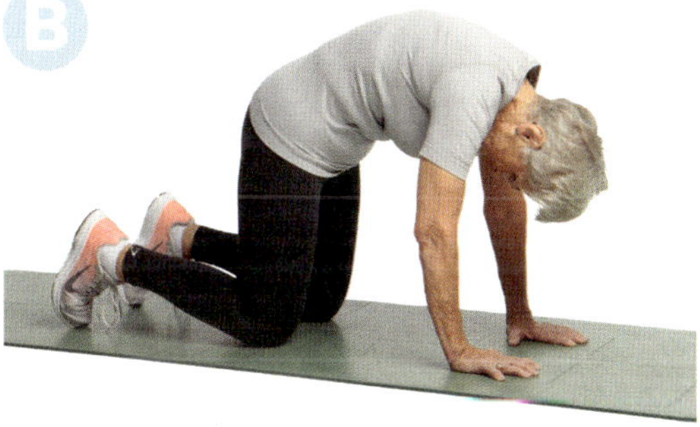

- Starten Sie im Vierfüßlerstand, Hände senkrecht unter den Schultern, hüftbreit aufgestellte Knie, Ellenbogen ein wenig gebeugt.
- Begeben Sie sich nun während des Einatmens in den Kuhrücken (Foto A). Lassen Sie den Bauch dabei einfach durchhängen in Richtung Boden.
- Nun folgt das Ausatmen und damit der Weg in den Katzenbuckel (Foto B). Dabei ziehen Sie mit dem Ausatmen den Bauchnabel ganz bewusst und intensiv Richtung Steißbein und ziehen auch den Beckenboden zusammen, als wollten Sie den Gang zur Toilette aufhalten. Lassen Sie den Kopf dabei ganz entspannt herunterhängen.
- Kommen Sie auf diese Weise in einen Bewegungsfluss: Bei jedem Einatmen hängen Sie weich und locker durch und lassen alles los. Beim jedem Ausatmen runden Sie den Rücken nach oben und ziehen fest den Bauchnabel zum Steißbein und den Beckenboden zusammen. Immer im Wechsel. Ganz fließend. Führen Sie die Bewegung 1 Minute aus.

ATEMÜBUNGEN

Atemübungen: tief durchatmen, bitte!

Unser Körper braucht ständig frischen Sauerstoff. Leider atmen wir unter Druck meist zu schnell und zu flach. Mit Atemübungen lässt sich das ändern. Sie fördern das Wohlbefinden und die Gesundheit, schulen Aufmerksamkeit und Achtsamkeit, verbessern die Körperwahrnehmung, lindern Ängste und Stress. Probieren Sie es doch mal aus.

NATÜRLICHE BAUCHATMUNG

Achtsame Durchführung der natürlichen Bauchatmung

Schwierigkeit: ●●●●●

Anfänger und Fortgeschrittene: 1 bis 2 Minuten

- Setzen Sie sich ganz aufrecht, aber mit entspannten Schultern und locker auf den Oberschenkeln abgelegten Händen auf einen Stuhl. Sie können sich aber auch flach auf den Boden legen.
- Atmen Sie zunächst 2 bis 3 Atemzüge tief ein und aus.
- Nun legen Sie eine Hand auf Ihren Bauch und atmen bewusst durch die Nase tief in den Bauch ein.
- Nehmen Sie wahr, wie sich Ihr Bauch beim Einatmen wölbt und gegen die aufgelegte Hand drückt.
- Dann atmen Sie bewusst durch den Mund aus und spüren, wie Ihr Bauch sich wieder senkt und zusammenzieht.
- Verweilen Sie etwa 1 Minute aufmerksam in der Bauchatmung.

ANSPANNUNG LÖSEN – ZÄHLEN

Atemübung zum Lösen von Spannungen und Unruhe

Schwierigkeit: ●●●●●

Anfänger und Fortgeschrittene: 2 bis 3 Minuten

- Setzen Sie sich ganz aufrecht, aber mit entspannten Schultern und locker auf den Oberschenkeln abgelegten Händen auf einen Stuhl. Sie können sich aber auch flach auf den Boden legen. Wählen Sie individuell die Position, in der es Ihnen nun am besten gelingen kann, Anspannung und Nervosität zu reduzieren und wieder zur Ruhe zu kommen.
- Atmen Sie nun ein und zählen Sie dabei bis zwei.
- Dann halten Sie einen Augenblick die Luft an und zählen dabei wieder bis zwei.
- Nun atmen Sie weiter ein und zählen erneut bis zwei.
- Dann wieder Luft anhalten und wieder bis zwei zählen.
- Machen Sie dies so oft, bis sie nicht mehr weiter einatmen können.
- Nun atmen Sie in einem ganz ruhigen und langen Atemzug vollständig aus.
- Nehmen Sie nach dem vollständigen Ausatmen die kleine Pause, in der vor dem nächsten Einatmen nichts geschieht, bewusst wahr.
- Dann atmen Sie einige Atemzüge ganz normal und ruhig weiter, bevor Sie diesen Durchgang noch zweimal wiederholen.

Spüren Sie nach der Übung tief in sich hinein. Konnte Ihr Atem Sie ein wenig lösen und entspannen? Wie gut ist Ihnen dieses Loslassen im Atem gelungen? Falls Sie emotional aufgewühlt waren, können Sie Ihre Emotionen nun etwas besser kontrollieren? Es gibt kein Richtig oder Falsch bei der Übung. Beobachten Sie einfach nur, was ist. Mit der Zeit stellt sich die positive Wirkung der Atemübung ganz von selbst immer mehr ein.

WORK-OUT LEICHT

Diese Trainingseinheit aus 7 verschiedenen Übungen bietet sich gut als Einstieg an. Mit kleinen Hanteln, Theraband und Stuhl ausgerüstet können Sie gleich loslegen.

Arm Circles *▶ S. 107*

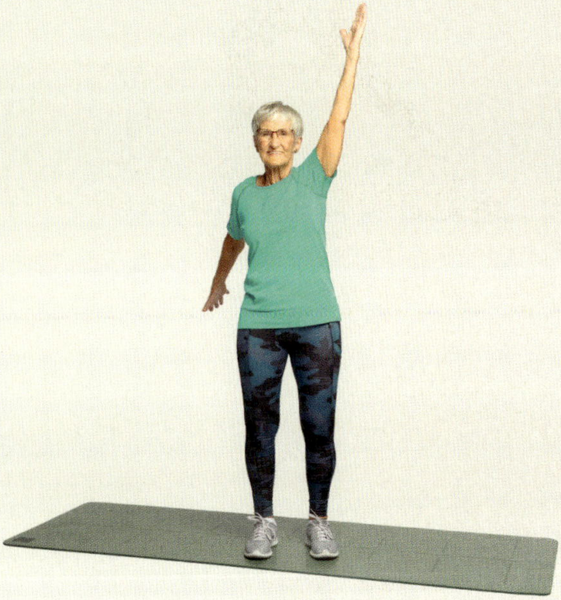

Auf der Stelle laufen *▶ S. 98*

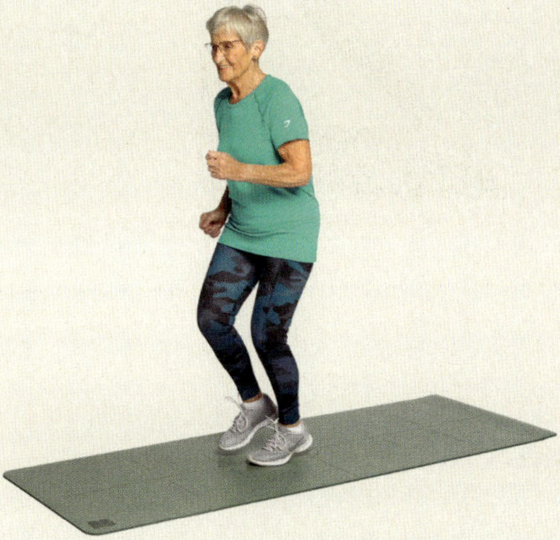

Beckenlift (Hip Bridge) *▶ S. 92*

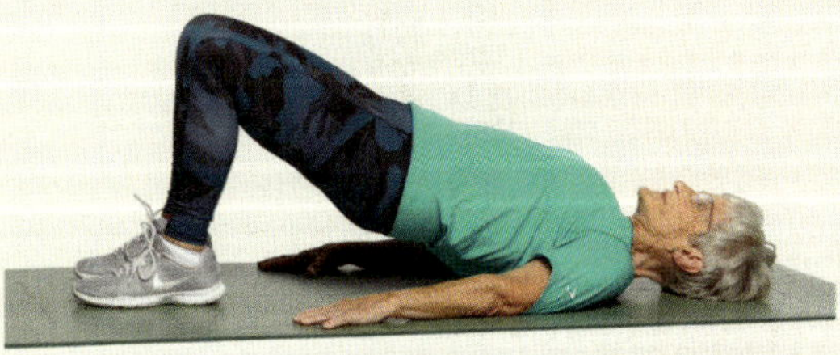

Bicycle Crunch *▶ S. 97*

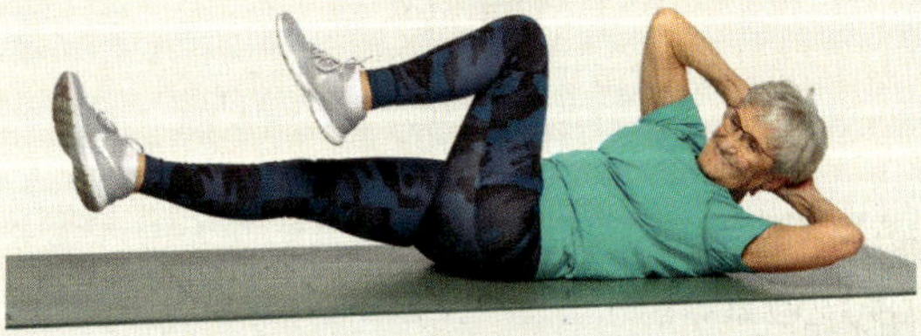

Kickbacks am Stuhl ▶ S. 120

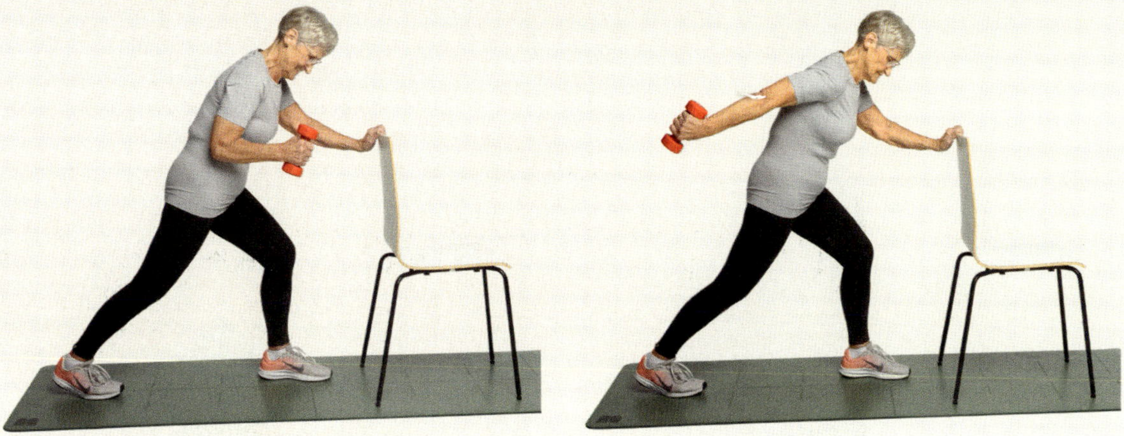

Reverse Fly ▶ S. 112

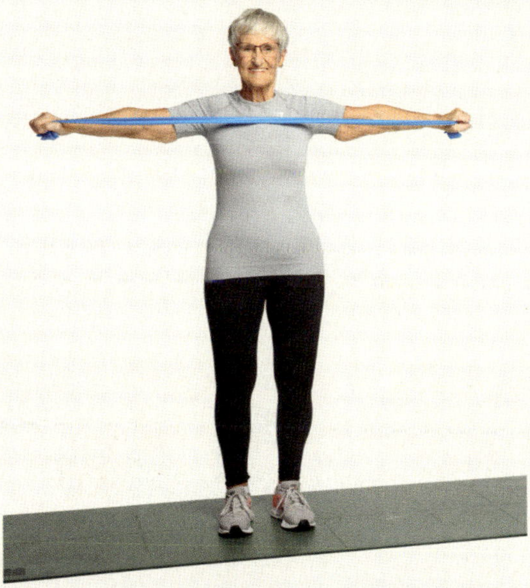

Bizeps-Curls ▶ S. 110

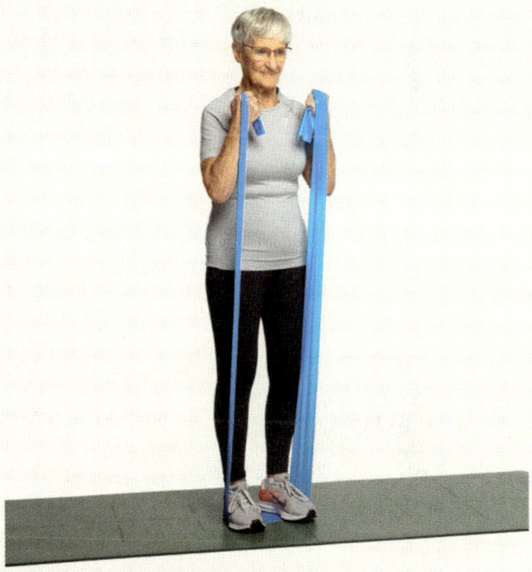

WORK-OUT MITTEL

Wer schon ein bisschen geübter ist, probiert diese Trainingseinheit aus. Wenn einige Übungen doch zu schwierig sein sollten, kann man mit einer leichteren Variante starten.

Ausfallschritt ▶ *S. 88*

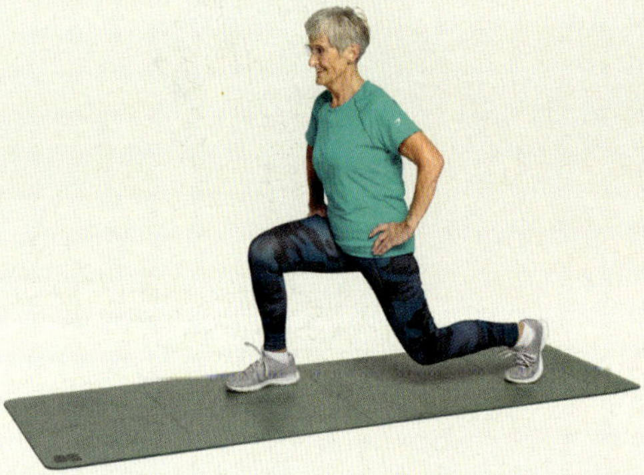

Paddeln stehend ▶ *S. 93*

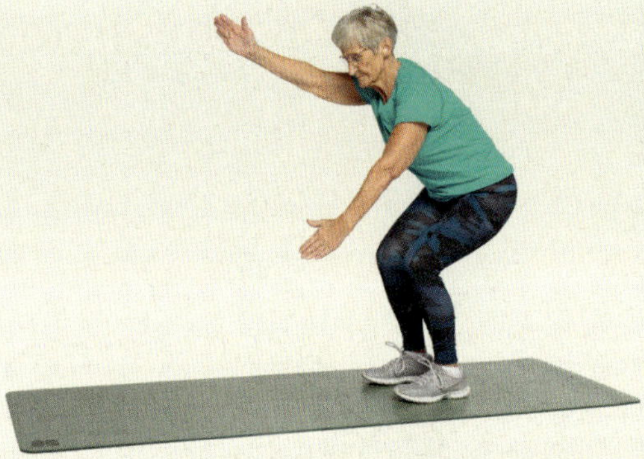

Hoher Plank ▶ *S. 87*

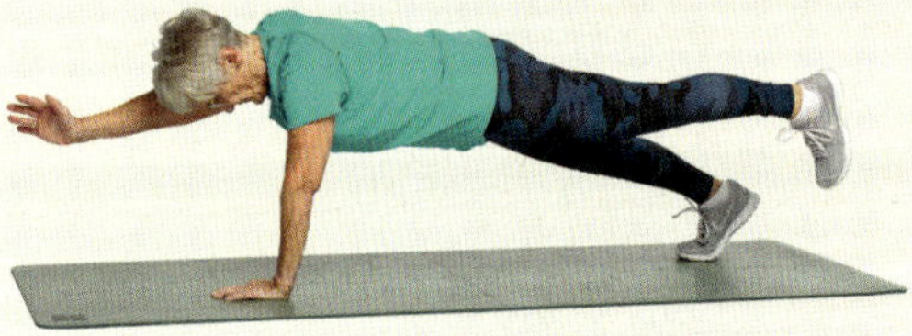

Seitstütz mit Eindrehen ▶ *S. 91*

A

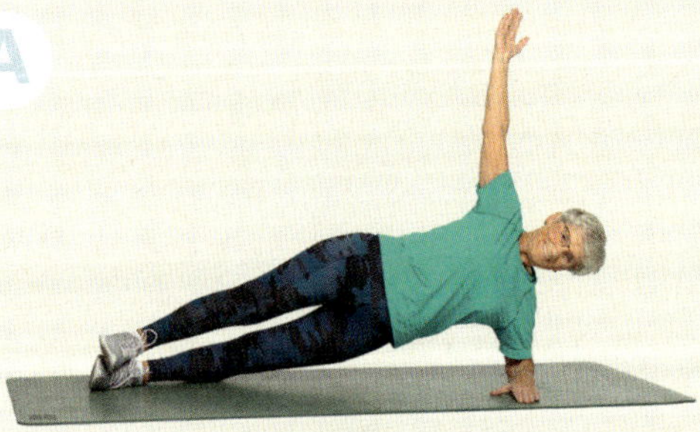

B

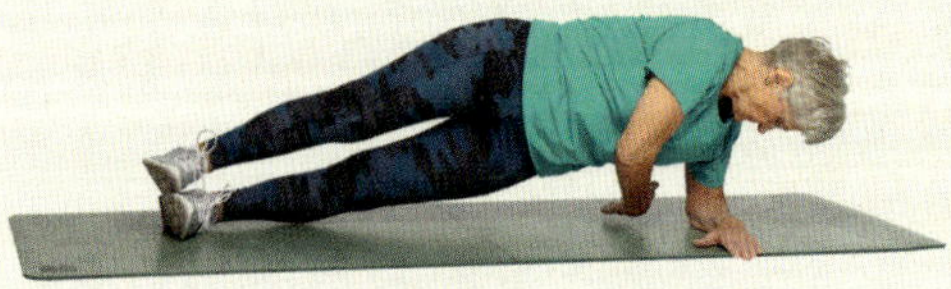

Trizeps-Dips ▶ *S. 94*

A

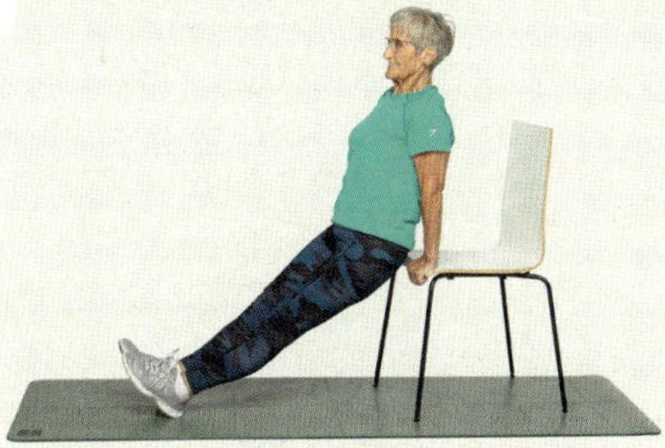

B

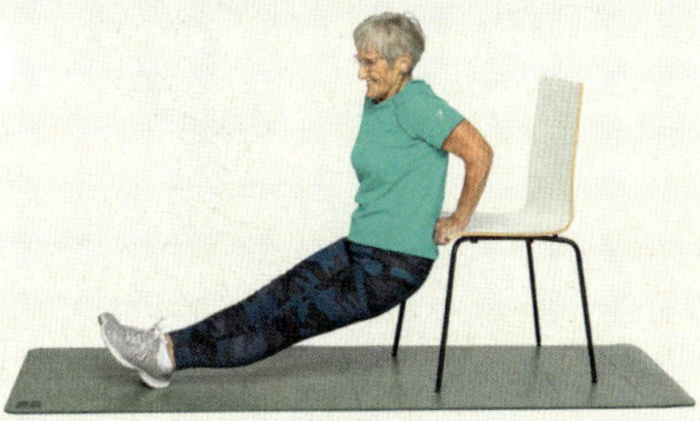

High Knees ▶ *S. 100*

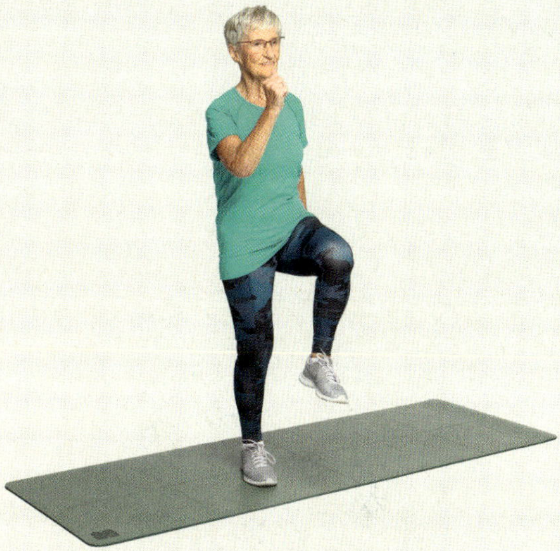

Hip Abduction ▶ *S. 114*

A

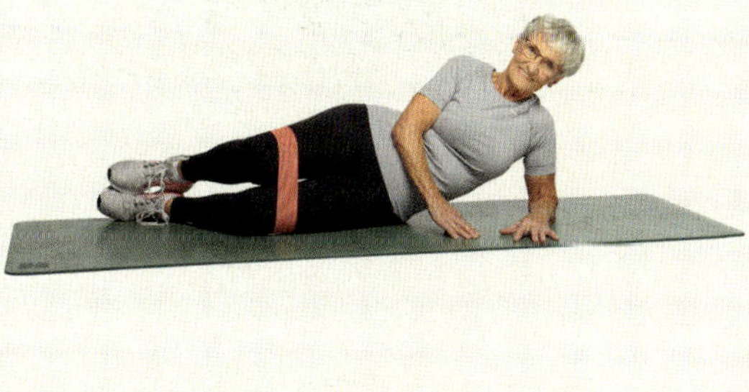

B

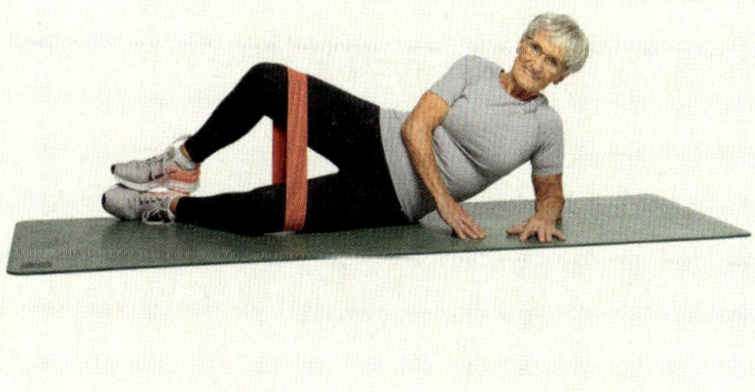

WORK-OUT SCHWER

Anspruchsvolle Trainingseinheit für die Körpermitte, die einige Erfahrung und Übung voraussetzt und volle Power erfordert.

Unterarmstütz ▶ *S. 84*

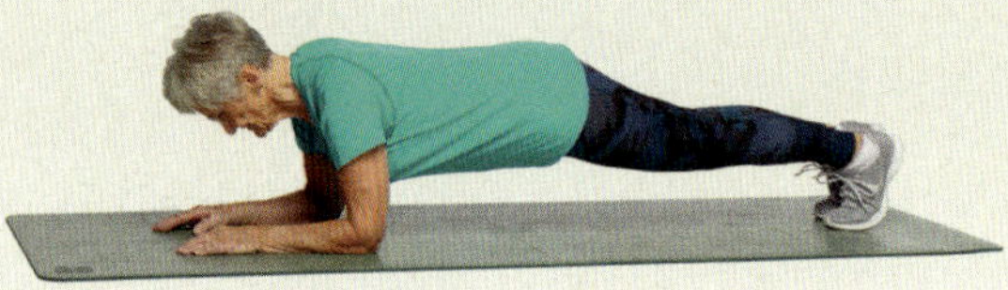

Liegestütz ▶ *S. 95*

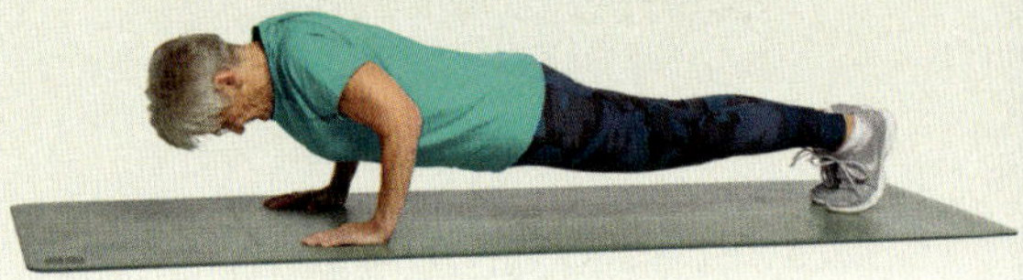

Shoulder Taps ▶ *S. 106*

A

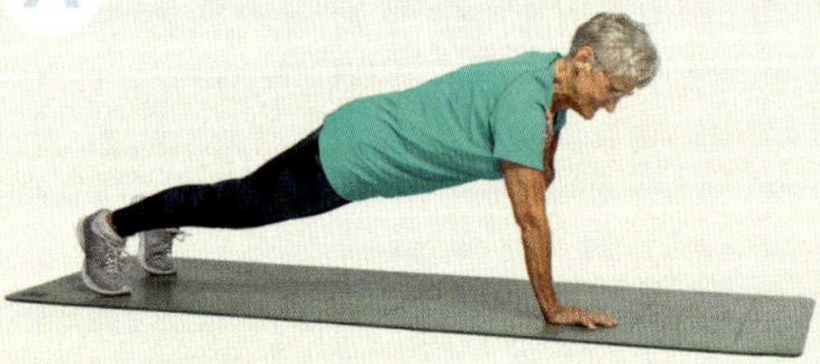

B

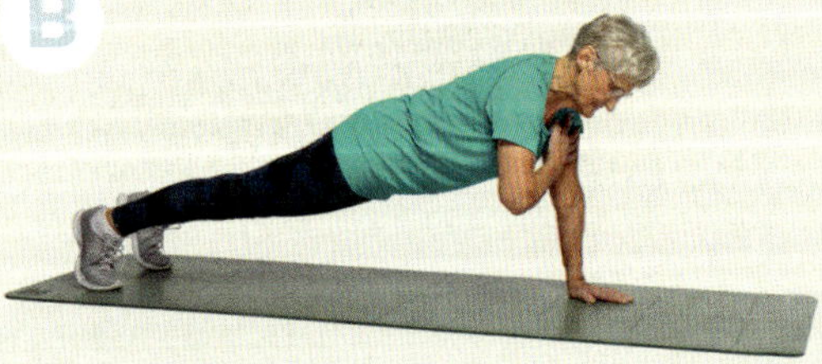

Krabbe ▶ *S. 108*

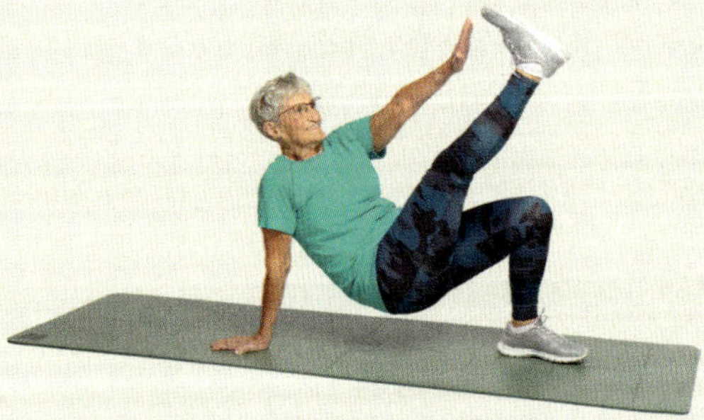

Kreuzheben ▶ S. 117

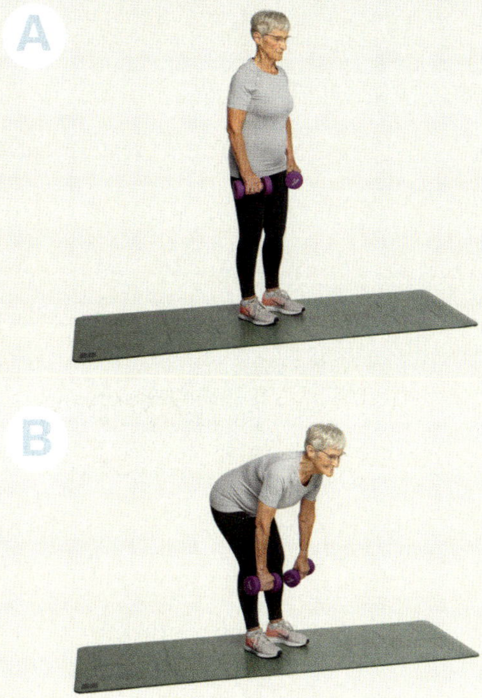

Donkey Kicks ▶ S. 115

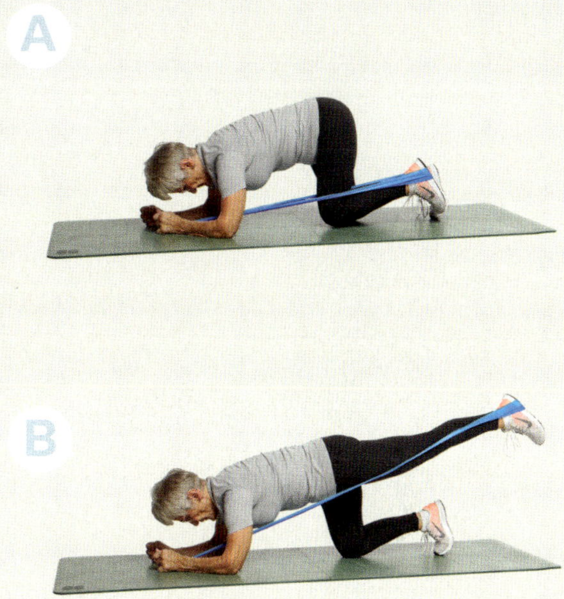

Russian Twist ▶ S. 121

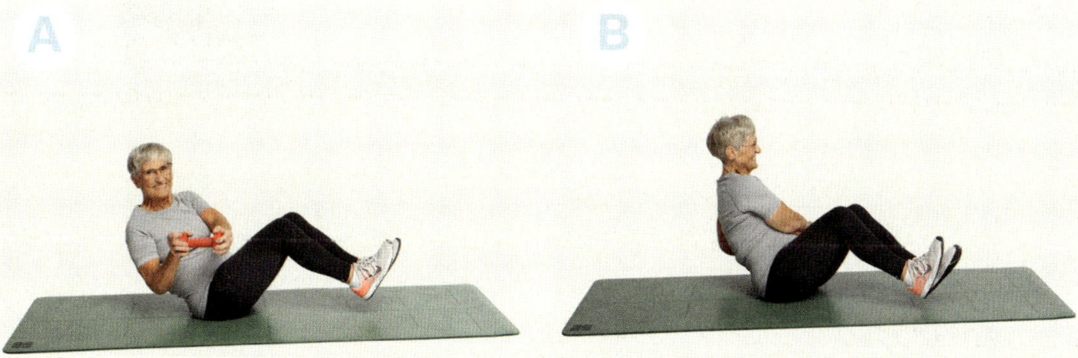

REGISTER

ÜBUNGEN

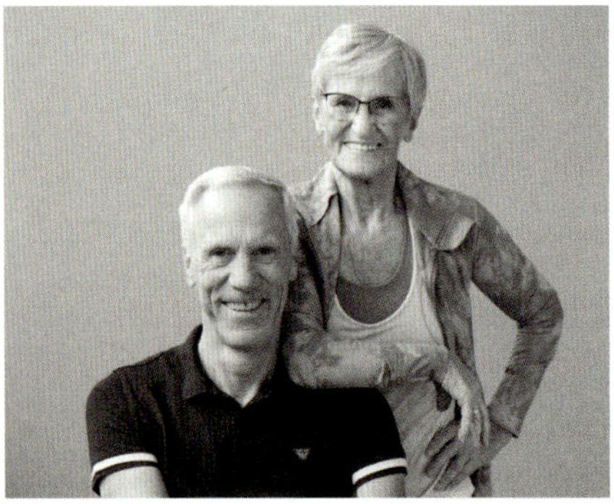

ZU DEN AUTOREN

Erika Rischko hat erst mit 55 angefangen, Sport zu machen. Heute trainiert sie 14 bis 16 Stunden pro Woche. Mit dem Lockdown fand die 81-Jährige aus dem rheinischen Langenfeld den Weg in die sozialen Medien – eigentlich nur, um mit der Familie in Kontakt zu bleiben. Doch die Klickzahlen stiegen rasant. Deshalb will sie ihren Fans Vorbild sein, um im Alter aktiv und beweglich zu bleiben.

Prof. Dr. Ingo Froböse ist Universitätsprofessor für Prävention und Rehabilitation an der Deutschen Sporthochschule Köln, wo er das „Institut für Bewegungstherapie" leitet. Der Bestsellerautor ist in den Medien als Gesundheitsexperte sehr gefragt.

Weitere Bücher der Autoren:

→ Prof. Dr. Ingo Froböse:
Die Gesundheitsformel der 100-Jährigen

→ Prof. Dr. Ingo Froböse:
Die Beauty-Fitness-Formel

IMPRESSUM

Hinter jedem tollen Buch steckt ein starkes Team

Projektleitung: *Kathrin Mayr, Edelgard Prinz-Korte*
Projektmitarbeit: *31Media GmbH, Stephan Strauß*
Texte: *Franziska Pfeiffer*
Übungstexte: *Satzfabrik, Lisa Duhme*
Übungen: *Mahmoud Karimi*
Fotografie: *31Media GmbH, Ben Fuchs (andere siehe Bildnachweis)*
Lektorat: *Karin Kerber, Edelgard Prinz-Korte*
Covergestaltung und grafisches Konzept: *ZERO Werbeagentur, München*
Grafische Gestaltung und Satz: *Heike Kluge*
Producing: *Jan Russok*
Druck & Bindung: *aprinta druck GmbH, Wemding*

2. Auflage 2022

Kaiserstraße 14 b
D-80801 München
ISBN: 978-3-96584-203-8

BILDNACHWEIS

Erika Rischko: 13
Shutterstock: 7, 12, 13, 15, 33, 34, 35, 37, 39, 41, 43, 44, 45, 48, 49, 50, 51, 52, 55, 58–59, 60–61, 62, 63, 64, 65, 69, Vorsatz/Nachsatz

LIEBE LESER*INNEN

wie schön, dass Sie ein Buch von ZS in den Händen halten. „jetzt leben!" ist das Motto unseres Verlages. Es steht für Genuss und Inspiration, Unterstützung und Motivation. Ob Kulinarik oder Fitness, Gesundheit oder Lebenshilfe — seit über 30 Jahren bieten wir kompetente Ratgeber für (fast) alle Lebenslagen. Wir lieben Tradition genauso wie Innovation — sie treiben uns an. Unsere Autor*innen sind Menschen, die zu ihrem Thema wirklich etwas zu sagen und zu schreiben haben. Unsere Produkte sind erzählerisch, appetitmachend und als gedruckte Bücher haptisch echte Erlebnisse. Für Sie mit ganz viel Liebe gemacht! Entdecken Sie mehr aus unserer wunderbaren Welt!

UNSER VERLAGSHAUS

Mit Standorten in München, Hamburg und Berlin zählt die Edel Verlagsgruppe zu den größten unabhängigen Buchanbietern Deutschlands. Zur Edel Verlagsgruppe gehört unter anderem ZS mit seinen Lizenzmarken Dr. Oetker Verlag, Kochen & Genießen und Phaidon by ZS.

ZS - Ein Verlag der Edel Verlagsgruppe
www.zsverlag.de
www.facebook.com/zsverlag
www.instagram.com/zsverlag

FÜR DIE UMWELT

ZS unterstützt bei der Produktion dieses Buches das Projekt „Junge Riesen für die nächsten 100 Jahre" im Naturpark Nossentiner/Schwinzer Heide. Damit wird ein Anteil der unvermeidbaren CO_2-Emissionen im direkten Umfeld des Produktionsstandortes kompensiert.

PARTNER
Naturpark
Nossentiner / Schwinzer Heide
www.optimal-media.com/naturschutzprojekt-001

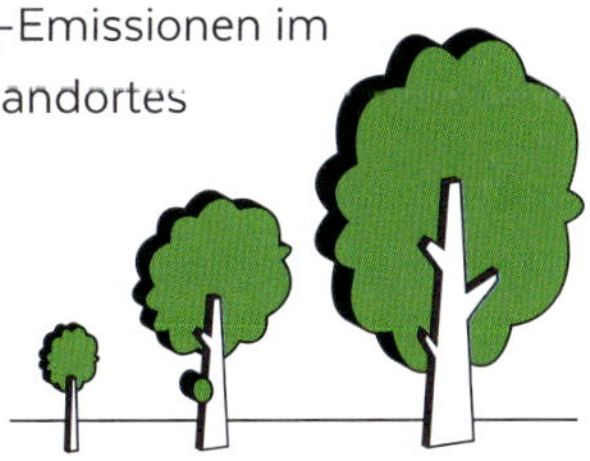

NEWSLETTER

Was koche ich heute Feines? Und wie geht das — schmackhaft und gesund?

Melden Sie sich jetzt zum ZS-Genuss-Service an und verpassen Sie keine kulinarischen und gesundheitlichen Trends mehr.
Wir informieren Sie regelmäßig über unsere Neuerscheinungen, Aktionen oder Gewinnspiele und verraten Ihnen unsere Lieblingsrezepte!

GEWINNEN

Unter allen Neuabonnierenden verlosen wir jeden Monat eine *ZS-Genuss-Box* im Wert von 75,00 €.

Jetzt anmelden unter:
www.zsverlag.de/newsletter

oder den QR Code scannen:

ANMELDEN!